图解脉诊

中医脉诊从入门到精通

董雪峰 著

全国百佳图书出版单位

中国中医药出版社

图书在版编目（CIP）数据

图解脉诊：中医脉诊从入门到精通 / 董雪峰著 . —北京：中国中医药
出版社，2020.8（2024.9重印）

ISBN 978 – 7 – 5132 – 6228 – 6

Ⅰ . ①图… Ⅱ . ①董… Ⅲ . ①脉诊—图解 Ⅳ . ① R241.2 – 64

中国版本图书馆 CIP 数据核字（2020）第 090899 号

中国中医药出版社出版

北京经济技术开发区科创十三街 31 号院二区 8 号楼

邮政编码 100176

传真 010–64405721

保定市西城胶印有限公司印刷

各地新华书店经销

开本 787×1092 1/16 印张 11 字数 160 千字

2020 年 8 月第 1 版 2024 年 9 月第 4 次印刷

书号 ISBN 978 – 7 – 5132 – 6228 – 6

定价 48.00 元

网址 www.cptcm.com

服务热线 010–64405510

购书热线 010–89535836

维权打假 010–64405753

微信服务号 zgzyycbs

微商城网址 https://kdt.im/LIdUGr

官方微博 http://e.weibo.com/cptcm

天猫旗舰店网址 https://zgzyycbs.tmall.com

如有印装质量问题请与本社出版部联系（010–64405510）

序

    应作者之邀，通读《图解脉诊》书稿，感触较多。

    本书内容，上篇、中篇以图文形式对常见脉象分别进行了论述，其理论体系处处与临床相结合，借临床来分析脉法，有理有据，非一般空谈脉法之书，值得细细品味。

    下篇以临床医案和伤寒论经方为依托，进一步分析各种临床病例的脉象，对一线临床工作人员有一定的指导作用，对中医学子和中医爱好者而言，非常值得学习和借鉴！

    此书既是图解脉诊，也可以理解为脉解伤寒方，为经方的研究提供了一种新的思路。

    值此书稿即将上市之际，以上述浅显文字作为读后感，祝贺作者，与同道共勉！

任之堂主人：余浩

2020 年 6 月 16 日

前言

多年的学习和临床经验告诉我们，在一个中医工作者的成长过程中，确认《伤寒论》的核心地位就找到了正确的前进方向。

我们经常听人说，某某中医治疗某某类疾病效果很好。这是因为他掌握了这个病系的病机和辨治要点。这个辨治要点是什么呢？就是临床处方对应辨治学，包括方证对应、方脉对应、方与体征对应、方与舌象对应等。《伤寒论》体系是以方证、方脉、方与腹证对应为主，以六经为主线贯连各病证的辨治学专论。整理和学习这个体系之中的方证对应、方脉对应、方与腹证对应，是基础的、有效的中医学习方法。一个中医学者，若能将处方对应辨治大致掌握清楚，在临床中自然就可以独当一面。

《伤寒论》的方证对应、方与腹证对应，前人已经做了大量的工作，而方脉对应辨治，目前来说总结的比较少。

脉诊历来比较难于学习和掌握，可以说是我们学习中医的一个痛点。一是脉诊论著很多，但是对同一脉象的论述有不统一甚至矛盾之处；二是医家对脉诊的论述很多都比较深奥，文字比较枯涩，难于理解；三是脉象无法直接看到，只能通过个人诊脉以后再文字描述。此外，每个人诊脉的方法、对脉象的感觉、对脉象的描述都有可能不同，这也造成了脉诊交流和教学上的困难。

本书抛开枯涩隐晦的中医脉诊理论，以别开生面的方式进行论述。主要内容包括两大部分：一部分是以容易理解、简单实用、切合临床的方式阐述脉诊学系统，具有实用性和实战性；另一部分就是方脉对应辨治学的一些基础性和开创性的工作。本书的最大特点是将那些已经通过临床反复验证的稳定性高的脉象，用图像的方式表现出来，并且尝试从现代医学的角度来探讨这些脉象形成的机制。几千年来，中医之所以临床有效，是它本身就符合现代医学基础理论。从这个角度来说，中医和西医其实是没有区别的。

本书所引用的案例均来源于临床，所阐述的观点是长时间思考和积累所得，是毫无保留的宝贵经验，而不是简单的理论重复和堆砌。因此，原创性和创新性是本书的特色。当然，由于个人能力有限，本书内容比较简陋和基础，同时也可能存在错漏之处，请各位读者批评指正。

希望本书能有助于读者学习和提高脉诊技能，同时希望在有生之年，能将临床处方对应辨治学系统逐渐完善。

董雪峰

2020 年 2 月 4 日

目录

上篇

脉诊基础

一、脉诊的重要性

脉诊通过寸、关、尺三部脉的脉管形态和脉气的变化，判断机体状态，从而辅助辨别证型。其重要性主要表现在两个方面。

其一，脉诊是实行未病先治的关键。

很多危重疾病，其实是由致病因素日积月累之后的突然爆发所引起，比如我们最常见的心脑血管意外这类危重疾病。在发病之前，致病因素早早就潜伏积累了。但在疾病发生之前，有的病人没有任何症状体现出来，心电图和脑 CT 等检查往往都会显示正常，那是不是只能坐等发病了呢？

不是的，因为通过脉诊我们能将这些"正常人"存在的危险因素识别出来，并予以处理。

比如寸脉的弦有力，提示心肺部水气的积累较重；寸脉的滑有力提示心肺部痰气的积累；寸脉的紧实，提示心肺寒气凝结；寸脉的涩细提示心肺血脉的瘀阻；寸脉的虚亢提示心、肺、大脑的濡润不足，虚热亢盛。当以上这些致病因素不断积累，患者出现偶发的胸闷、睡眠不好、大便不畅、手脚不暖这些症状时，就提示心肺邪气阻滞不降，血脉流通明显受阻。这个时候，心脑血管意外已经蠢蠢欲动，即使一切检查都正常，也必须进行处理了。

怎么处理呢？

寸脉弦者，用苓桂术甘汤类方；寸脉滑者，用瓜蒌薤白桂枝汤类方；寸脉涩细者，用丹参饮类方；寸脉紧实者，用乌头赤石脂汤类方；寸脉虚亢者，用天王补心丹或者黄连阿胶汤类方。这样，通过治疗，病人偶发的胸闷消除，睡眠好转，大便正常，手脚转暖。患者身上的定时炸弹就已经消除，而患者自己却根本不知道你已经力挽狂澜于即发。

这就是脉诊的魅力。

可见，脉诊是中医实现一级预防和二级预防的重要武器。中医在这个领域有很大的潜力。

其二，在症状特征不明显的时候，脉诊是辨别证型的重要依据。

在临床中，我们经常可以发现有些患者症状的特征非常不明显。有时候会给人一种无证可辨、无从下手的感觉。在这种情况下，脉诊的重要性就显示出来了。

比如，我们临床上经常可以看到的不典型的头晕。患者除了时不时发作的说不清性质的头晕，没有任何其他症状。该怎么处方？这个时候就要依靠脉诊作出判断。比如，寸脉沉弱、关尺脉基本正常，这是上焦气虚导致的头晕，治疗就要用益气聪明汤类方；而寸脉抬起弦亢有力，脉整体上冲，这是气血上冲导致的头晕，治疗要用镇肝熄风汤类方。两者症状相似，但是病机和治疗方法截然相反。如果用错处方，对气血上冲的患者使用益气聪明汤类方，那会导致气血上迫，轻则症状加重，重则可能引发脑血管意外。

此外，若寸脉正弦，则提示为苓桂术甘汤方证；若尺脉正弦，则为真武汤方证；关脉弱，为理中汤方证；关脉弦滑，为半夏白术天麻汤方证；脉整体细而弱，为八珍汤方证；脉弦紧上冲有力，为吴茱萸汤方证。

以上证型，都必须依靠脉诊做出判断。

《伤寒论》《金匮要略》都十分重视脉诊。尤其《金匮要略》中，都是以"某某病脉证并治"为题目，这显然不是无端而为。

综上所述，可知脉诊在临证中的重要性。

二、正确的把脉方法

工欲善其事，必先利其器。想学好脉诊，基础的东西还是要先掌握的。正确的把脉方法就是这基础中的基础。

首先讲讲如何把脉。

我们把脉的时候，要完整地把握脉象信息。其中要注意两点：一个是脉外观的形态（把脉的时候要想象着仿佛看到脉一样），第二个是脉内气的形态。

把脉的时候一定要静心凝气，把注意力集中在把脉的手指头的顶端，即"指目"上。如图1所示，"指目"是手指顶端的中心部位，是手指触觉最为灵敏的地方。

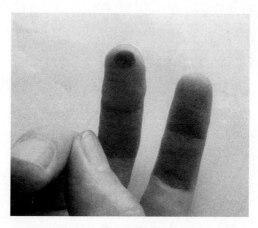

图 1　指目

把脉时要十分轻柔和缓地接触患者的皮肤，不可骤然用力，力度以刚接触皮肤，能感知到脉象且基本不产生压力为准。

通常以手腕桡骨茎突位置的内侧脉搏处为关脉，定位好关脉的位置后，用指目找到脉的脊背，也即"脉脊"。如图2、图3所示，我们以一段软管表示脉管，以软管上的黑色部分表示脉脊。

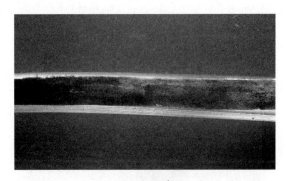

图 2　脉脊

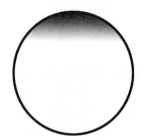

脉脊：脉管上弧度部分

图 3　脉脊图示

如图4所示，当指目拿到关脉的脉脊后谓之得脉。

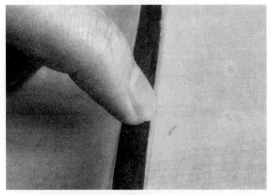

指目得脉：指目按在脉脊上

图 4　得脉

　　图5、图6属于指目未得脉。图7的未得脉，手指都没有按到脉上，但把脉的人却会以为把到了脉。为什么会产生这样的错误呢？因为有的时候脉藏得深且脉的搏动力量很强。这样，如图8所示，当手按在脉周围的肌肉或者肌腱上都会感受到脉的搏动，有的人就会错以为按在了脉上。

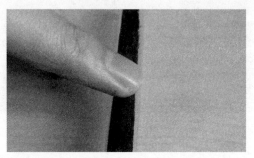

指腹得脉：指腹按在脉脊上，指目未得脉

图 5　指腹得脉

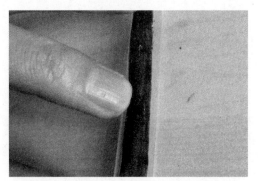

指目未得脉：指目未按在脉脊上

图 6　指目未得脉

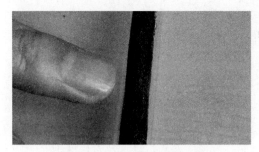

未得脉：手指没有按到脉管上

图 7　未得脉

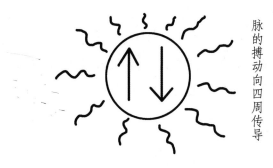

脉的搏动向四周传导

图 8　脉搏传导

　　这就从一个方面说明了以关脉定位三部脉的重要性。有时候，你把的可能不是脉！相对寸脉和尺脉来说，关脉是最为稳定最容易正确找到的。正确定位关脉后，顺着脉管从关脉向上寻为寸脉，从关脉向下寻为尺脉，用这个方法定位三部脉就不容易产生定位上的错误。

　　找到脉的位置后，手指轻触皮肤，如果未得脉，则缓缓加重下探，注意感知。指目得脉后即停住手指，静候脉气。

　　在寻找脉的时候，不可以骤然用力，也不可以猛然下按。刚开始把脉的时候，如果骤然用力，患者脉象多比较弦。这是患者一时紧张导致的，是初学脉诊者比较多犯的错误。其实，只要过一会儿再把脉，脉象会相对缓和很多。所以，医者最好是在患者不知不觉之中或者没有戒备心的时候完成诊脉。

　　如图 9 所示，有些细弱的脉，要特别集中注意力。这些细弱的脉，手指用力稍过，就会错过而感觉不到。手指按不到位，也感觉不到。

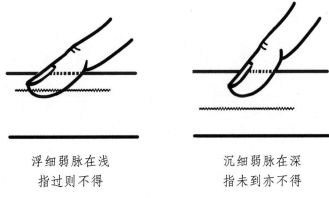

浮细弱脉在浅
指过则不得

沉细弱脉在深
指未到亦不得

图 9　细弱脉

得脉后，静候一会儿，然后再三部同按，由浅到深，逐渐加力，感觉整体形态和脉气，然后细心对比浮部和沉部，再寸、关、尺分别局部探按，对比寸、关、尺三部脉，然后再左右一起探按，对比左右脉象情况。因为每个患者自身体质都不一样，通过这种浮沉、上下、左右的对比，就能更准确地反映出患者的自身情况。

三、为什么总是会觉得脉象没有区别

有的时候我们会觉得双手六部脉都一样，没有区别。但如果总是出现这种情况的话，那说明我们的诊脉方法可能有问题。

实际上，绝大多数人的脉象，寸、关、尺三部以及浮、中、沉三部都是有区别的，要么是形态上有区别，要么是力量上有区别。完全没有区别的情况非常少。

察觉不到这个区别，当然就不可能利用脉诊来诊病。导致这种情况出现的原因有如下几个。

一是手指的灵敏程度不够，感觉不到一些细微的变化。

二是不能静心凝气，注意力不能集中在手指上。当进入把脉状态的时候，我们要求大脑注意力集中于手指所到之处，就仿佛是用大脑看到了你手指接触的脉象一样。这说起来简单，做到却不容易。

最后一个就属于基础性问题，是把脉的方法不正确导致的。

我们前面说的把脉，就是用指目拿到了脉管，如图10、图11。

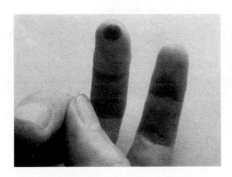

图 10　指目

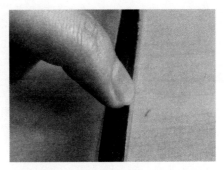

图 11　得脉

如图 12 所示，正确把到脉是用指目拿住脉管的上弧度（即脉脊）。

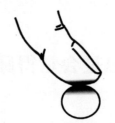

用指目拿住脉管上弧度

图 12　正确把脉

如果不认真执行这个操作要点，可能就会出现用指腹把脉的情况。图 13 所示就是指腹的位置。

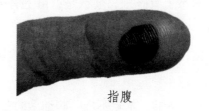

指腹

图 13　指腹

用指腹把脉有什么弊端呢？

1. 指腹不如指目敏感，且过于宽大，精确度降低，不利于捕捉脉管中的力量情况。如图 14，一些细微的力量对比无法感受到，就特别容易产生三部脉一致的错觉。

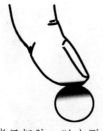
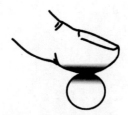

指目把脉，以小测大，
指下脉气充盈，
容易感知脉气。

指腹压脉，以大测小，
指下脉气相对量少，
不容易体会脉气。

图 14　把脉对比

2. 指腹范围过大，使用指腹把脉的时候，手指过于平伸，往往连脉旁边的肌肉、肌腱一起拿住。如图 15，主感觉没有落到脉管上，而是落到了脉管旁边的肌肉或者肌腱上，这样，把的就不是脉，而是脉搏动的传导。

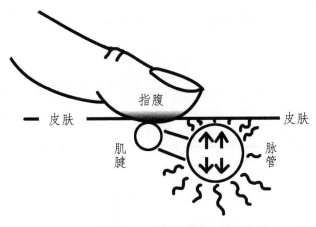

图 15　搏动传导

大家也许会觉得不大可能，但实际上这是很容易发生的。主导传递力量的，往往就是寸、关、尺中脉气最盛的那个部位，这样，你就会产生三部脉力量和性质一样的错觉。

实际上，用指腹把脉，即使拿到脉管上，当三部同按的时候也是一样会受影响的。因为指腹把脉范围过大，对脉的挤压过强，就会导致脉气最盛的部位力量向旁边传导，从而引起三部脉一样的错觉。

如图 16，关脉沉而有力但寸脉和尺脉却细弱的患者，如果三指用指腹重力同时按，由于关脉力量的传递，就很可能会产生三部脉均沉而有力的错误判断。

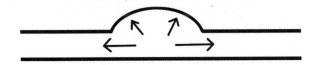

关部最强，挤压过度则上下传导

图 16　挤压传导

3. 指腹无法准确找到位置深的、比较细的、比较弱的脉。如图 17 指腹相对宽大，无法探及深而狭小的地方，当脉细弱，又藏在筋骨之下的时候，用指腹把脉就不可能找到脉管了。这时候往往感受到的只是相对较强部位传导过来的搏动而已。

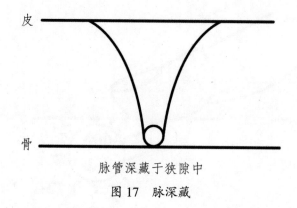

脉管深藏于狭隙中

图 17　脉深藏

尤其是那些肥胖的患者，肉多而厚，往往关脉软滑有力，而尺脉沉细而弱。这个时候，如果我们寸关尺三部用指腹同时按诊，关部脉的搏动就会传递到尺脉上，这样我们就很容易会把关脉的搏动传导误以为是尺脉的搏动。

四、脉诊的基本疑问解答

掌握正确的把脉方法后，我们就可以回答平时常见的一些疑问了。

1. 左右手脉、寸关尺三部脉的脉搏是否必然都一致

有的人会觉得，脉的搏动是心脏搏动的传导。因此，把脉的话，左右手脉，脉的寸、关、尺三部应该和心脏搏动一致，都是无差别的。

产生这种错误认识的原因，是将脉的搏动等同于心脏搏动导致的。殊不知，心脏的搏动传导到手腕的过程中，会受到很多因素的影响而导致变化的产生，而产生这些影响的因素，绝对不只是脉管。

我们前面讲到，如何掌握基础的把脉方法。坚持用正确的方法把脉，是取得进步的重要前提。因为只有这样，把脉的结果才能具有重复性、对比性，才有总结的意义。

对于同一患者，常常可以看到 10 个医生把脉就可能会有 10 种不同结果。其中一部分原因就是没有培养正确的把脉方法导致的。

在正确把脉的前提下，我们会发现，双手脉、三部脉、浮沉脉都有可能不一样。不仅是脉的形态不一样，脉气不一样，甚至连脉的至数都是有可能不一样的。

就是说，左、右手的脉搏动频率，或者同一个手寸、关、尺不同部位的搏动频率，都有可能不一样。

有的人觉得不可能。同一个心脏发出的搏动，到了手上怎么就不一样了呢？

我自己初学脉诊的时候，也有这些疑问，但当把脉经验达到一定程度以后，这个问题就不存在了。

我清楚地记得曾给一个左侧肩膀受过外伤的患者把脉，患者左手脉搏动频率和右手脉搏动频率明显不一样，我当时还专门记录了下来，右手脉搏动5次的时间左手脉搏动了3次。

同一个手的寸、关、尺部位脉的至数不一样，这在临床上也可以看到。

最常见的是肥胖的女性患者。这类患者脉气瘀滞不通，通常会在尺脉出现沉细弱，脉的至数相比寸、关明显的不一样。

如图18，有的极度肥胖的女性患者，尺脉出现脉来瘀滞，就像脉的前进受到极大阻力一般，并且脉来一截停一截，断断续续。这是素体阳气不足，无法温化的痰饮，积久下坠，导致小腹部经络瘀滞不通所致。当然这种瘀滞无力的脉象，同时也提示了邪气的深重。具体情况，还是要参照寸、关脉。如果寸、关脉同样的无力，则提示正虚为主；如果寸、关脉有力，则提示邪气重为主；如寸、关脉弦则水饮重；寸、关脉滑则痰积重。

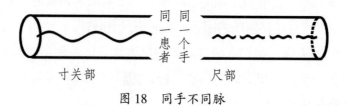

同一患者 同一个手

寸关部　　　　　　尺部

图18　同手不同脉

2.脉象通过治疗以后是不是可以改变呢?

答案是肯定的。

脉象既然能反映身体状态，那么，治疗后身体状态发生变化，脉象自然也会随之变化。

临床上，通过治疗，弦脉变缓，紧脉变柔和，亢脉变平和，沉滑脉变缓等，都是历历可见的事实。

临床上，病者出现实性脉，如滑、紧、弦等，若实而有力，这是邪气盛的表现。通过治疗，实而有力的脉象变为缓弱，这是邪气祛除，露出正虚的本质，而这时候方是补虚的良机。

正虚往往与邪盛共存，在邪气盛的时候，单纯补益是无效的，甚至会加重症状，这就是所谓"虚不受补"的本质。我们看到《伤寒论》中的方剂，基本都是以祛邪为主，单纯补益的非常少。因为一旦邪气祛除，人体气血自然能通过饮食得到调养补充。

我们在临床上，也反复验证了这个事实。比如右侧寸、关脉弦而有力的患者，通过治疗后，往往就会出现右寸脉仍弦，而右关脉变得缓弱，这是脾胃水饮消散、脾胃虚弱本质显露的表现，同时也提示上焦痰浊，多与中焦脾胃有关，这个时候就是补益脾胃的良机。抓不准这个时机，要是在寸关脉都弦盛有力的时候单纯地补益脾胃，往往是徒劳无功的。

如图19，对于右寸脉弦，右关脉缓弱的这种脉象，提示了茯苓饮的使用时机。健脾同时化饮，十分切合病机。

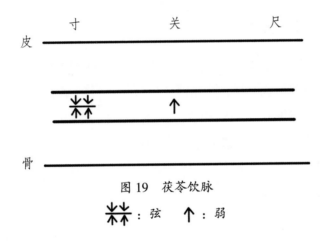

图19　茯苓饮脉

艹艹：弦　↑：弱

3. 脉象会受情绪影响吗？

毫无疑问的，脉象会随情绪而变化。情绪紧张、压力大、愤怒等往往可以使脉象变得弦而不柔和。我们在临床把脉的时候，要求接触患者皮肤动作要轻柔。取表脉的时候，最好是刚好接触到皮肤而不产生压力，切不可一上来就骤然用力按脉。实际上，很多患者往往在初次就诊的时候，因为对医生不熟悉，多有心理上的戒备和紧张情绪，导致脉显得比较弦；而当我们问诊和检查完毕，再给患者把脉的时候，就会发现脉象相对缓和很多。因为患者在心理上，一个是已经放松，第二个是会认为第二次把脉是医生做个样子，不那么重要。

还有一个要点往往会被大多数人忽视，就是给患者把脉的时候，自己也要心平气和，情绪一样不能紧张。不仅如此，诊脉者手上的肌肉也要放松，不能绷紧。有的人给患者把脉的时候，往往不知不觉自己的肌肉都绷紧了，甚至连手上肌肉都鼓起来，青筋都看到了。这样的绷紧状态，不利于体会细微的脉象变化。

诊脉者注意力要高度集中但是又要自然而放松。这个是需要一定时间的有意识的锻炼。

4. 饮食会影响脉象

通常，正常的饮食后，脉象会变得偏滑、偏缓、有力。

5. 活动会影响脉象

临床上，我们可以看到不少患者都会有一个共同特征，那就是起床症状出现，活动后症状减轻，这是活动后气血运行的结果。适量的活动后，微微的出汗，能够祛除寒气和水气，能使弦脉变得柔和。骤然剧烈的运动，可以使得脉变数。而超量的运动，使得脉变数的同时来去不柔和。如图 20，这种脉弹手且落差大，缺乏和缓之气，这是阳气不足以支撑身体的表现。

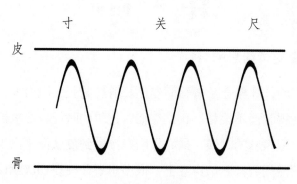

寸　　　关　　　尺

皮

骨

阳气不支，脉落差大，
弹手，不缓和而数

图 20　数脉

临床上有的患者即使不是剧烈运动后也可见到这种数而不柔和的脉，

这时候我通常会使用张锡纯的经验，用大剂量的黄芪加知母或者黄芪加天花粉，可以很快地将脉象稳定下来。

6. 脉象受时间的影响

临床上最佳的诊脉时间应该是早上，人体还没有受到各种干扰的时候。所以，《素问·脉要精微论》就指出："诊法常以平旦，阴气未动，阳气未散，饮食未进，经脉未盛，络脉调匀，气血未乱，故乃可诊有过之脉。"当然，《黄帝内经》的这一段话，也间接地提出了脉象掩盖现象的存在。

季节变化也可以影响脉象。临床上，我们发现，春天和秋天脉多弦。为什么呢？因为春天为气机生发之初，秋天为气机下降之初。升降之初，最容易产生压力，这就会导致脉弦。春天的脉多正弦或者弦而偏紧，秋天的脉多弦而偏枯燥。夏天脉多浮而大，阳气得以开泄也。冬天脉多沉，气机收藏也。人体气机跟随大自然变化，这是人类对生存了数千万年的地球环境适应的表现。这个适应刻印在人类的 DNA 上，是客观存在的事实。

五、如何练习诊脉手感

　　理解脉象需要理论知识和临床经验的积累，而准确地感知脉象则需要长期的实战练习。如果同时有意识地锻炼自己手指的感觉能力，效果就会好很多。

　　如何锻炼脉诊的手感呢？

　　一个是需要锻炼自己的注意力，能把注意力完全地放在手指上。这个说起来简单，做起来并不容易。我们在把脉时，总是不能完全地集中注意力，总是会分神想其他东西。另外一个是要锻炼手指的灵敏度。手指麻木没有气感的人，很难准确把握脉象的具体形态。

　　如何有针对性地去练习呢？

　　我的方法有两个。

　　一个是在平时走路的时候，我会有意识地把注意力集中在三个手指上。如图21，想象着手指如把脉一样，如抓住鸡蛋一样。这样手指上就会逐渐有气感，有一种麻、胀、刺的感觉，有重感，能感觉到周围空气的阻力。

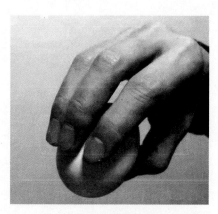

图 21　练习手感

第二个，就是用太极拳中的云手来练习。练习过程中想象着双手如抱有物，通过双手掌的相对运动，集中注意力用手指去感觉空气的阻力。这个方法，不仅能锻炼手指的敏感性，更能锻炼自己的静力。心情躁动不安的时候，是不可能定志凝神去做这个锻炼的。关于这一点我深有体会，状态好的时候，能够定下心来练习半小时，心情烦躁的时候，根本几分钟都定不下来。我自己有一段时间每天早上这样练习半小时，那个时候把脉相当精准。

以上两种方法，简单易行，坚持练习效果很好。

另外，手指的感觉需要一定的接触感。所以，手指皮肤并不需要刻意保养得特别光嫩。

六、三部脉象的对应关系

1. 中医理论的五脏六腑不可等同于西医解剖的脏器

在临床上，寸、关、尺三个位置的脉象反应的是人体不同部位脏腑的情况。这最早在《黄帝内经》中就有体现。《素问·脉要精微论》有："尺内两旁则季胁也，尺外以候肾，尺里以候腹中。中附上，左外以候肝，内以候膈；右外以候胃，内以候脾。上附上，右外以候肺，内以候胸中；左外以候心，内以候膻中。前以候前，后以候后。上竟上者，胸喉中事也。下竟下者，少腹腰股膝胫足中事也。"

如图22，根据《黄帝内经》的记载，总体上是以寸脉对应上焦，关脉对应中焦，尺脉对应下焦。这也是三关对应理论的基础，即所谓的全息对应。

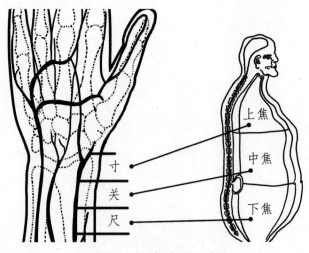

图 22　三部脉对应关系

表 1 为我们展示了《黄帝内经》中三部脉左右手的脏腑对应关系。

表 1　《黄帝内经》寸关尺脏腑对应关系

三部脉	寸	关	尺
左手	心	肝胆	少腹腰股膝胫足
右手	肺	脾胃	

现代解剖脏腑器官如图 23 所示。通过对比我们可以发现,《黄帝内经》中左关脉主脏腑中的肝胆,右关脉主脏腑中的脾胃。但是在现代解剖学中,人体肝胆主要在右侧,而脾胃主要在左侧。脉象三关对应基于全息对应学,那么实际上左关对应的应该是脾胃,右关对应的应该是肝胆才对。这就充分地说明了,中医理论的肝胆、脾胃等五脏六腑和现代解剖学中的心、肝、脾、肺、肾等是不同的概念。

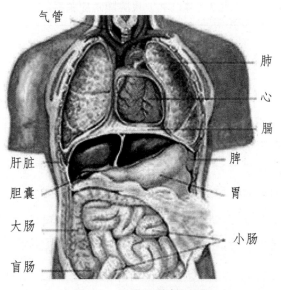

气管　　肺　心　膈　脾　胃　小肠
肝脏　胆囊　大肠　盲肠

图 23　现代脏腑解剖图

我们现在有的人习惯用西医理论去套用中医。比如,临床上看到解剖学中肝的疾病,就去对应中医五脏六腑中的肝脏,以此指导临床治疗,这显然是错误的。

中医所说的五脏六腑是一整套中医理论模型,这模型中又嵌入了五行生克和气化的理论。这个模型中的脏腑和现代解剖中的脏腑不是同一回事。在脏腑辨证起源的汉代，根本没有人体解剖学。在后面的发展之中，人们对人体解剖的认识不断增加但是又模糊不清。这样，始于《黄帝内经》的原汁原味的中医脏腑辨证理论模型，逐渐加入解剖上的内容，基于气化理论的中医脏腑辨证体系就渐渐和不成熟的解剖学相杂合在一起。再加上其中夹杂各个时期不同医家流派的各种理论、各种概念，脏腑辨证体系就显得杂乱，理论上仿佛无论如何都能自圆其说，但又经不起严密的推敲。

2. 寸、关、尺三部脉的对应关系

那么，寸、关、尺三部脉在中医临床上应该怎样应用呢？

比较有代表性的是表 2 的这种对应关系。

表 2　寸、关、尺脏腑对应关系

三部脉	寸	关	尺
左手	心、小肠	肝、胆	肾、膀胱
右手	肺、大肠	脾、胃	肾、命门

这种对应关系将本来属于下焦范畴的大肠、小肠放到对应上焦的寸脉之中。其理论依据就是，肺与大肠相表里，心与小肠相表里，而表里互为阴阳关系。因为脉诊中浮为阳，沉为阴。因此推论得出：左寸浮取为小肠，沉取为心；右寸浮取为大肠，沉取为肺。然后强行给右尺对应了一个命门。这样看起来，三部脉浮、沉均各有所主，浮主腑，沉主脏，似乎就全面对称而完美了。

其实，这里存在着很大的逻辑错误，这个错误被模糊地掩盖掉了。要知道，肺与大肠相表里，心与小肠相表里，最早的出处是《黄帝内经》。《黄帝内经》讲的是肺与大肠、心与小肠在经络上的络属关系，然而这种关系并不代表阴阳关系。肺并不相对于大肠为阴，大肠并不相对于肺为阳。相反，两者体现的是联动的关系，当肺热的时候，大肠多热，当肺虚的时

候，大肠多虚。要知道，阴阳相对是系统性的大概念。那么，依靠表里络属关系推断出阴阳关系，是非常不充分的，是明显的逻辑错误！

其次，表里证关系。表证相对里证为阳，里证相对表证为阴，这在中医理论上是正确的。但是，肺与大肠相表里的经络络属关系，并不代表中医肺脏病与中医大肠腑病之间存在表里证关系。

再次，脉浮是人体气机趋表的体现，脉沉是人体气机趋里的表现。显然，中医肺脏病并不对应气机在里，而中医大肠腑病更不对应气机在表。

由以上分析可知，肺与大肠、心与小肠之间根本谈不上存在相对的阴阳关系。临床上，以浮取候腑（如左寸浮取候小肠）、沉取候脏（如左寸沉取候心）这种脉诊方法是不正确的。

为什么会发生这样的错误呢？

这是将局部概念通过系统大概念进行错误转换导致的。要知道当中医讲到阴阳的时候，往往是一个大的系统性概念，而当我们落实到具体的时候，都是局部性的小概念，都是要讲相对性的。比如，当我们讲到脉的浮沉的阴阳关系时，正确的说法是脉之浮相对脉之沉为阳，脉之沉相对脉之浮为阴，而不能说脉浮为阳，脉沉为阴，否则脉浮弱相对脉沉盛又当何解释？中医理论讲解传授的时候，往往就是这样阴阳概念的错误转换，产生很多错误的理解。比如，当讲脉浮为阳、沉为阴的时候，如果不清楚地说明这是一个位置相对的关系而言，很多中医学子，恐怕就有可能会理解为脉浮属阳必然阳气盛而热，脉沉属阴必然阴气盛而寒。这是多么荒谬的错误啊。那么将如肺与大肠相表里这种络属关系理解为阴阳关系的话，就是导致产生浮取候腑、沉取候脏这种错误的根本原因。

我们要清楚，寸、关、尺的全息对应，其实和中医的阴阳五行、五脏六腑这些理论并没有必然联系。

那么，寸、关、尺三部脉在中医临床上应该怎样应用呢？

个人认为，应该笼统地以寸脉对应于上焦心、肺，关脉对应于中焦脾胃、肝胆，尺脉对应下焦肾、膀胱、胞宫、肠道等，如表3。因为，尽管中医理论上的五脏六腑和现代解剖的脏腑器官不一致，但是中医理论的上焦、中焦、下焦和现代解剖上的胸部、上腹部、下腹部还是一致的。因此，既然寸、关、尺三部从全息角度上能对应胸部、上腹部和下腹部，就必然能对应中医理论上的上焦、中焦和下焦。

表3　寸关尺三部脉的中医临床对应关系

三部脉	寸	关	尺
左手	上焦：心、肺	中焦：肝胆、脾胃	下焦：少腹、肾、膀胱、女子胞、大小肠等
右手			

具体应用到临床的时候，我们就知道，寸脉的变化提示上焦心肺的问题，关脉的变化提示中焦肝胆、脾胃的问题，尺脉的变化提示肾、膀胱、子宫以及肠道等的问题。比如，当寸脉出现正弦脉的时候，我们知道是水饮在上焦，自然就知道选择苓桂术甘汤等；当尺脉出现正弦脉的时候，我们知道水饮在下焦，自然就知道选择真武汤等。

对于分别上、中、下三焦的临床意义，张仲景在《伤寒论》赤石脂禹余粮汤方条文中阐述得十分清楚。"伤寒服汤药，下利不止，心下痞鞕。服泻心汤已，复以他药下之，利不止，医以理中与之，利益甚。理中者，理中焦，此利在下焦，赤石脂禹余粮汤主之。复不止者，当利其小便。"在这里，张仲景就告诉我们，临床治疗如果不分清上、中、下三焦，即使你辨证对了，也选不对处方，也就不会有好的临床疗效。

3. 寸上脉不可同寸、关、尺脉一起进行分析

最后讲一下寸上脉，也即出现在寸口以上鱼际部位的脉象。我个人认为，这种脉象只能用于分析整体情况，不能用于三部脉的全息对应分析。因为，这个部位和寸、关、尺三部已经不在一个完整的全息部位上了。

如图24，寸关尺脉诊用全息部位B以对应全身，鱼际在全息部位C的范围，显然和寸、关、尺不是同一全息区域。因此，位于鱼际部位的寸上脉不可同位于全息B区的寸、关、尺三部脉一起用作全息分析。

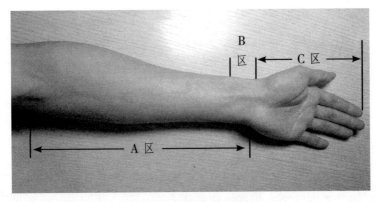

图 24 对应关系全息区

七、如何理解和分析脉象

在分析脉象的时候，根据《伤寒论》的主旨，我们主要是根据脉象分析机体气血状态的变化，结合患者的具体症状进行处方分析，而不是神乎其神的把了脉就什么病都知道。

有的人认为脉象的搏动只是和心血管系统有关。其实不是的，脉管这个管道里面反应的是整个循环系统的状态，而不仅仅是心脏的搏动。

如图 25，我们可以看到，脉管的状态，跟动脉系统有关，跟淋巴系统和静脉系统，以及进行交换的微循环系统，还有交换部位的组织细胞状态，都有关系。每个组织细胞和交换管道（动脉、静脉、淋巴管）都相互包绕。管路向组织细胞输送能量和营养（包括介质、信息因子等），组织细胞利用这些能量和营养进行代谢，产生新类型的能量和营养以及代谢废物。这些新产生的物质，一部分排出到体外或者管腔内，一部分传回管路，管路将收集到的新类型的营养、能量和代谢废物输送到各个部位，进行重新分配，从而完成代谢调控，其具体过程是无比的复杂。

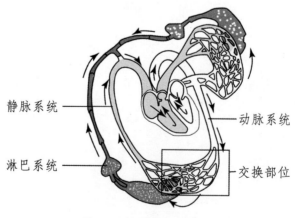

图 25　循环系统示意图

西医是要深入看清这个过程，而中医则是将这个过程归纳成不同模块，进行分析处理。

我们可以从以下几个方面来理解脉象。

1.脉管位置的浮、中、沉

脉管位置的浮、中、沉，通常提示气血运行的主要位置。比如，当受到细菌或者病毒等攻击的时候，机体识别并处理外来敌人，同时排出代谢产物。当气血和邪气在表的位置战斗，这些代谢产物就会被脉管系统运送到体表排出，就会出现中医的太阳表证，而出现浮脉。当气血和邪气在里的位置战斗，这些代谢产物被识别为需要通过肠道排出，就会出现阳明病的承气汤证，而出现脉沉滑。当气血和邪气在半表半里的位置战斗，此时代谢产物既不能从体表排出，又不能从肠道排出，就会出现少阳病的柴胡类方证，而出现中取得弦脉。

人体本身有精准的处理模式，疾病的各种症状表现，其实就表明了机体处理的方向和方式，中医治疗是要顺势而为，帮助人体去完成这个处理过程。

2.脉管的寸、关、尺位置

我们在分析脉象的时候，需要把手指下脉象的状态理解为其对应的全息部位组织器官代谢管路的整体状态，如图26。

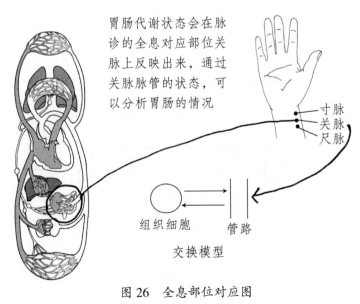

胃肠代谢状态会在脉诊的全息对应部位关脉上反映出来，通过关脉脉管的状态，可以分析胃肠的情况

寸脉
关脉
尺脉

组织细胞　　管路

交换模型

图26　全息部位对应图

假设胃肠代谢出现变化，那么在其对应的全息脉诊部位关脉上就会有相应的体现。这时候，关脉脉管的状态就能代表脾胃部位的管路状态。通过关脉脉管的状态，我们就能分析整个胃肠的情况。

寸、关、尺三部脉和人体的对应关系参见前面的论述。

3.脉管的状态

正常的脉管状态是脉管居中，脉管脉气和缓从容。

当脉管软弱无力的时候，就代表着管路向组织细胞的输送动力不足，组织就会处在营养缺乏的状态，就会有功能低下的症状出现。

当脉管有力而不缓和的时候，代表着邪气盛，具体不同的脉象提示不同的邪气，需要具体分析。

比如弦脉，脉管如琴弦般绷紧，其实就是管路内物质向组织输送阻力加大，同时组织内物质向管路输送阻力也加大的缘故。

这种阻力加大，如果是管路内水气过多，使得管路和组织之间的水交换被"梗住"，那么就是我们常说的水饮病。脉象就表现为正弦脉。所谓正弦脉就是脉弦，脉管不厚不薄，不枯燥，不锐利，脉内脉气力量均匀，无滑，无空弱感，无弹手感，无实脉。

临床上，假设当身体上部心肺膈等部位出现水代谢障碍，细胞和淋巴以及血管中的水交换受阻，这个时候，在寸脉上就会出现正弦脉。这就是中医所说的水饮病。

正弦脉我们可以用图 27 表示如下：

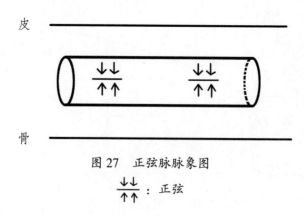

图 27　正弦脉脉象图

$\frac{\downarrow\downarrow}{\uparrow\uparrow}$：正弦

箭头符号表示组织细胞物质进入管路阻力增大，同时管路内物质进入细胞阻力也增大。这样，表现在对应的脉象上就是正弦脉。

通过对这个正弦脉的分析，我们就会深刻地理解，为什么水饮病明明是水饮停留的病机，患者却往往还会同时有血少荣润不足的表现。这是因为组织内水饮停留，压力变大，管路向组织输送营养受到的阻力也增大，组织就容易同时就会出现营养缺乏的表现。

八、脉象的整体分析方法

在学习具体不同的脉象之前，我们需要了解一下如何从整体的角度去分析脉象。

我们知道脉诊的主要因素包括：

1.脉的位置关系。如脉的寸、关、尺三部，脉的浮、沉。寸、关、尺三部脉对应上、中、下三焦；浮部脉对应机体表的层面，沉脉对应机体里的层面。

2.脉气的力量。脉气以和缓从容为正常。脉气过于缓弱或者过于亢盛都是病态的。通常，脉气弱主虚，主机体功能的低下；脉气盛主邪气盛。

3.脉的形态和脉气的形态。这两个方面需要在具体不同的脉象中阐述。

临床上，理解和掌握好这些主要因素，就能避免出现大方向的错误。脉气弱者，一般不宜采用汗、吐、下这些攻伐的治法；脉气盛者，一般不宜单纯使用补益的治法；脉偏沉敛者，一般不宜使用收敛降下的治法；脉偏发散者，一般不宜使用发散的治法。

若脉浮取盛而沉取弱者，为表气过盛而里气不足，那么治疗时就一定要兼顾到里虚的一面。如浮取弦亢有力，沉按虚弱无力，为里虚表热，也就是我们常说的阴虚阳亢（但是我个人不赞成这种说法，因为在中医里，阴、阳能代表的东西太多，任何描述一用上阴阳两字，就很容易产生混乱），这种情况，在处理表热的时候，就一定要照顾到里的虚弱。又如脉浮取紧而沉取弱，这是表有风寒兼有里虚，这种情况，应用解表的方法祛除风寒的同时，一定要照顾到里虚的情况。对于里虚特别严重的，宁愿先将里气补足，再祛除表的风寒。

脉浮取弱而沉取盛，为表气不足，邪气阻滞在里。这个时候处理在里的邪气的时候，就一定要兼顾表气的不足。这样的整体脉象，如要采用攻下方法祛除里邪，那么配合补中益气汤之类补足表气，就更加安全，效果也会更好。

寸脉浮盛而关尺沉弱者，为上焦气浮盛，下焦气弱。这个时候处方要偏于敛降。这种情况，假如寸脉为浮紧脉，则提示风寒在表，为麻黄汤证，需要解表散寒。这个时候应该注意什么呢？此时，我们在使用麻黄汤的时候，就应该减少麻黄的用量比例，加大桂枝和杏仁的用量比例。若关尺弱甚，还要加理中汤或者真武汤之类温摄下焦气机，这样处理，就能达到安全有效的目的。

寸脉沉弱而关尺脉气盛，这是上焦气弱而下焦气盛。这个时候处方要偏于升提。若寸脉沉弱而尺脉弦滑，这是下焦有湿热蕴结，而上焦气不足。这个时候如果单纯地使用三妙散等处理这个下焦的湿热，效果往往不会很理想，而一旦加上补中益气汤之类兼补上焦之气，疗效就会好得多。

中篇

基础脉象

一、正常脉象

每一种脉象的掌握其实都是依靠充分的理论积累和临床实践达到的。

我们诊脉，虽然诊的只是手腕上的一小段脉管，但是其中的变化是十分多样的。古代脉诊书籍上记录的脉象也是多种多样。这些脉象之中，有的是临床十分常见的，如弦脉、紧脉、涩脉、濡脉等。有的是十分罕见的，如革脉、牢脉、雀啄脉等。我们并不需要把所有的脉象都掌握，实际上，只要我们能准确掌握常见的脉象就能很好地满足临床要求了。

要知其变，当然要先知其常。所以，我们首先要了解的是正常的脉象。

正常脉象，应该是脉形不大不小，位置不浮不沉，脉皮柔和，不过于厚也不过于薄，也不显得绷紧，脉气和缓从容，悠然自得，如轻柔的流水，无缓弱之意，亦无亢盛之意。

图 28 用图像的形式将手指之下脉象的感觉具体地表现出来。标示"皮"的线条代表脉诊部位皮肤的表面，标识"骨"的线条代表脉诊部位深按到骨的平面，两个平面线之间的圆柱形表示脉管，脉管中间的波浪线表示脉管中脉气的具体形态，"皮"的平面线上的寸、关、尺分别表示脉象的寸部、关部、尺部。

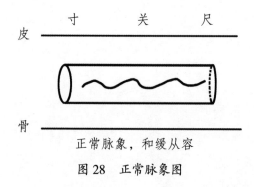

正常脉象，和缓从容

图 28 正常脉象图

脉管中的力量有不同，我们用两个连在一起的箭头 ↑↑ 表示正常的脉管力量，用单箭头 ↑ 表示脉管力量偏弱，用三个连在一起的箭头 ↑↑↑ 表示脉管力量偏强盛。

脉管形态和脉气形态有多种，两者是组成脉象的要素。我们用不同符号表示不同脉象，如 ✻ 表示正弦脉，*s* 表示濡弱绵软的脉等。

图 28 展示的是正常脉象图。在临床上，完全正常的脉象很少。我个人临床这么多年，每个患者都是把脉后再处方，所诊过的脉象，少说也以数十万计。然而，即便这样，碰到过的完全正常的脉象也是屈指可数的。

二、紧脉

　　紧脉可以说是最基础的脉象了。这个脉象提示寒证的存在，是一个相对容易掌握的脉象，也是非常重要的脉象。只有掌握这个脉象，才能用好麻黄这个药和麻黄汤类方。临床上有不少用麻黄出事的案例，我想，其中一个原因就是没有掌握紧脉。患者没有紧脉，你却使用了麻黄，这就容易出问题。

　　说起我对紧脉的最初认识，是缘于一个熟人患者，他因为咳嗽来找我诊治。当时经验不够，我初诊开了止嗽散之类的套方，自然效果不好。患者复诊，告诉我夜晚咳嗽明显。我看其舌偏白，再仔细把其脉，发现脉皮增厚，有内收的感觉，突然想到寒性收引，并且风寒会郁闭皮毛，导致水气内敛皮下，就断定这是紧脉，是风寒导致的咳嗽。于是，我就给他开了麻黄汤原方。患者后来告诉我，吃了药以后咳嗽就好了。这就从临床效果上验证了我对紧脉的判断，从此以后我就掌握了这一类的脉象。

　　我的脉诊学习就是这样一步一步走过来的。没有什么奇特和花哨的东西，每一种脉象的掌握背后其实都是依靠充分的理论积累和临床实践达到的。

　　中医所谓的寒热，其实就是相对正常体温的偏高、偏低。有的病人身体各个部位的体温摸上去是不一样的。有的人腹部体温正常均匀，但是有的人上腹部摸着烫手，下腹部摸着却冷如凉水，这摸着冷的地方，就是寒气存在的缘故了。临床上，判断寒证的最重要依据是紧脉。比如，当一个人四肢末端摸上去很冷，但是脉却不是紧脉而是气弦脉，这个时候脉象就告诉你，这个四肢末端的冷是气郁导致的四逆散证而不是寒证。

　　人体作为一个复合体，是遵循物理规律的。当人体某一部位因为各种原因使温度低于正常情况的时候，这个部位的组织和管路都会相对收缩凝聚，物质交换流速变慢。那么在管路管壁这个物质进出地带，就会有流体留滞，收引和凝聚就形成了紧脉。

这种水液和代谢物质的停留，同时也产生了寒证的各种症状，如疼痛、酸痛、冷、代谢功能降低等等。

紧脉摸上去是怎样的感觉呢？

紧脉摸上去脉皮有增厚的感觉，有凝滞不畅的感觉，就像摸在一个瘢痕上一样，如图29。临床上，我主要以这个特点来判断是否是紧脉，而不是脉书上的"如转索""左右弹人手"。实际上，风寒郁闭里热，可以有脉象轻取紧，按之有力弹手或者滑。但是还有很多其他情况，比如虚寒是脉皮紧厚而脉气弱，寒瘀是脉形态紧实，这些都并不左右弹手。比如以下几种情况。

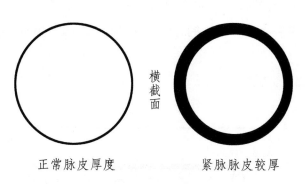

图 29　紧脉图
（紧脉收敛增厚）

1. 寒包火证模型

虽然局部有寒气停留，但是机体功能正常或者偏亢盛，而管路向组织输送能量以及组织细胞向管路输送代谢产物都受阻，导致了能量和代谢产物的堆积，从而产生了寒热并存证。所谓热，就是能量的堆积，所谓毒就是代谢产物的堆积。

这样的脉象，轻取脉的表皮紧厚，按下去脉管中脉气滑而有力，即所谓的"寒包火"。

图 30 为寒包火证脉象图。

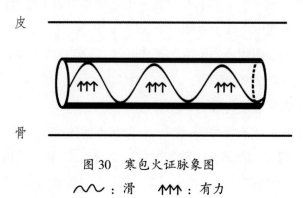

皮

骨

图 30　寒包火证脉象图

∿：滑　↑↑↑：有力

2. 虚寒证模型

人体在受寒的同时，管路能量不足，机体功能低下，就是我们平时所说的虚寒证。脉象上轻按得脉的时候，脉管厚滞，再往里按的时候，脉气虚弱无力。

图 31 为虚寒证脉象图。

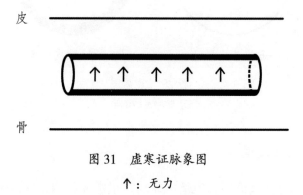

皮

骨

图 31　虚寒证脉象图

↑：无力

3. 寒实证模型

在虚寒证的基础上，组织向管路输送的代谢产物因为管路的虚弱无法及时排除，不断积累，管路负担越来越重，导致虚与寒都逐渐加重，从而形成了寒实证。

图 32 为寒实证脉象图。

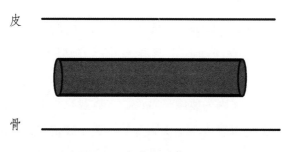

图 32　寒实证脉象图

▬▬▬：实脉

下面我们用一个案例来说明紧脉在临床中的应用。

患者，男性，30 岁。因"疲倦，睡醒后没有精神"前来就诊。症见胃纳差，二便调，睡眠可。把脉发现脉象主要矛盾在左寸脉上，表现为左寸脉相对下沉，并且紧，如图 33 所示。腹诊丹田绵软无力。

由于当时确信左寸为病因所在，其他部位情况怎样就没有记录。

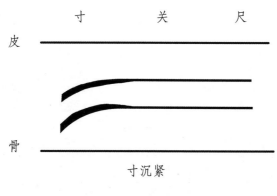

寸沉紧

图 33　寸沉紧脉图

这个患者如何结合脉象分析呢？

寸脉紧，提示头颈部风寒阻滞。人体阳气由督脉这条大通道向上输布，头颈部的寒湿阻碍了这个阳气向头部的灌注，那么人当然会觉得疲倦。

患者腹诊丹田无力，提示肾气不足，也就是为督脉提升阳气的动力不够。我于是就选定了葛根汤和肾气丸为主方，具体处方如下：

麻黄 10g	熟附子 12g	细辛 6g	葛根 20g
桂枝 12g	白芍 15g	大枣 15g	生姜 15g
泽泻 12g	牡丹皮 12g	茯苓 15g	生地黄 24g
山药 30g	山茱萸 20g	肉桂 3g	仙鹤草 20g

6剂。

很久以后，患者又因为疲倦来就诊，告诉我吃了上次药以后效果很好，中午不睡觉也不会觉得疲倦。这次因为停药久了疲倦复发，因此前来复诊。诊脉双寸脉紧，关脉细实弱，尺脉沉细，脉象基本如前，处方就基本不变了。

三、濡脉

这也是一个临床上经常可以遇到的脉象。

濡脉指的当然是脉的濡弱之气。这个脉归属于脉气，而非脉的形状。故而浮可见濡弱，沉可见濡弱，脉大也可濡弱，脉小也可濡弱。因此，我们不要被传统脉诊书上所说的"濡脉浮细，如毛飘水"这个说法迷惑了。

我们在理解脉象上，需要根据脉的形态和脉气，来推测身体的状态。通常，我的做法是把脉的状态理解为身体的状态。

濡脉具体是一个什么状态呢？

濡脉应该是松软乏力但是又没有完全空虚无物的一个状态。其弥散如蒸汽，外泄收敛无力，有时候甚至连脉管的边界都很难感觉得到。如图34，其蓬松如棉花，软趴趴缺乏抵抗力提示，正气不足，营养缺乏。

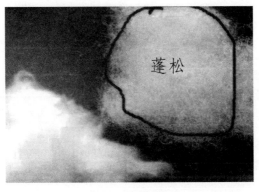

图34 蓬松

对这种脉象的理解，我们可以与滑脉相对来看。滑脉如珠，是营养的凝聚。濡脉正好相反，弥散蓬松而聚集不足。若为营养、正气不足，其人就会疲倦，容易累，容易着凉感冒，经常动不动就流涕、咳嗽、发烧；若为气机开泄、收敛无力，其人就会汗出、怕风。整个机体的状态不仅是营养不足，管路输送来的营养也不能有效地被组织使用。

那么在脉管模型上，我们如何理解濡脉呢？

濡脉的特征是脉气虚弱，脉管虚软甚至没有边界感。我们从这个角度去理解濡脉。《金匮要略》有："男子平人，脉大为劳，极虚亦为劳。"那么这个"脉大"就是脉气外散收敛无力所致，因此脉管就会显得散漫没有边际；"极虚"就是脉气虚弱无力。由此可见，这个濡脉代表的就是虚劳证，代表的是机体或机体某个功能区域处于过度消耗后的虚弱状态。

濡脉脉管能量不足，向组织细胞输送能量无力，因此脉管显得虚软无力。组织细胞虚弱，向管路输送营养及代谢产物等（即对脉管的反馈）亦虚弱无力。因此，脉管就缺乏收敛力而显得软甚至没有边界。

依据个人经验，临床常见的濡脉情况有以下几种。

1. 大而濡弱

如图 35，脉大而濡，脉大到脉管由沉达表，这就是典型的虚劳证。

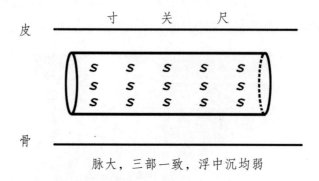

脉大，三部一致，浮中沉均弱

图 35　大而濡弱脉图

S：缓弱无力

这就代表着机体从里到外都处于虚弱的能量不足的状态。当我们以阴阳两分的角度看待人体机能，那么火丁水就是对立的阴阳两面。这个火就相当于机体的能量，这个水就是机体一切正常功能下的水液。机体能量低，火就弱，这个时候水就出现多余，机体会把这个多余的水分排出体外。若不能排出，就会出现水肿等各种水气病。这就是为什么许多脉诊书认为濡脉主湿气的原因。这就是为什么当在脉的浮位出现濡脉，人体就会有自汗出的原因。当有风吹过体表的时候，体表的水气和热量一起被带走一部分，这个时候由于脉管虚弱，能量输送不及，体表就会有能量缺失的不舒适感，这就是浮濡脉的人会怕风的原因。

因此，中医所说的太阳中风证，其实就是在体表虚弱、功能失控的状态下，人体被病毒感染所致。但中风证并不是说一定是由于吹到风导致的，事实上，体表不虚的人，吹再大的风也没事，它更不是说我们平时吹风扇的那个风从体表进入了体内，而是当体表虚弱、感染病毒的时候，机体识别病毒并同其作战，从而出现了发热的太阳中风症状。这就是《伤寒论》桂枝汤条文中"太阳中风，阳浮而阴弱，阳浮者热自发，阴弱者汗自出"中的"阳浮者热自发"；而机体虚弱，正气排邪气无力，没能有效地排出邪气，正气消耗，反而导致水液流失更多，这就是"阴弱者汗自出"。

这个时候就用桂枝汤。当然，汗出怕风、三部脉浮缓而濡弱或者寸脉浮缓而濡弱，也一样是桂枝汤。

记得以前看过的一个病人，主症是汗出、怕风、咳嗽、疲倦，三部脉大而濡弱，我开了桂枝汤，其中桂枝、白芍各 15g。病人喝药 3 剂以后复诊，病情变化不大，把脉三部仍是濡大，仍是怕风出汗。我觉得奇怪，这么典型的桂枝汤证，怎么会没有效果呢？考虑到患者体型肥胖，是不是药量太轻了？于是，我一狠心，把药量加大，桂枝和白芍都加到 45g，患者症状马上明显好转。复诊后把脉，脉象已经不大不濡，变为中取得脉，微弦而略细。

桂枝汤中芍药酸而能收敛，丰腴多汁而能营润，合桂枝甘辛温，化为营养能量；桂枝将这收敛的气和营养的气打到管路和器官组织，马上就能令机体状态发生改变，完美地针对了濡脉这种弥散又松软无力的状态。这就是桂枝汤的妙用啊。

2. 沉而濡弱

如图 36，沉濡脉沉取得脉，且脉气濡弱，其脉沉甚至在筋骨之下。这种沉至骨的濡脉，常见于严重的骨痛、痛风等疾病。这就是大剂量使用甘草附子汤的时机。

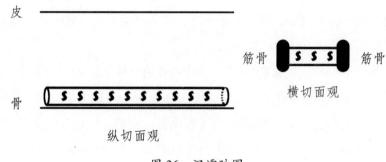

图 36　沉濡脉图

S：缓弱无力

我们可以想象，沉在里的脉气收敛无力，如同在表的收敛无力，一样会有津液的外泄。这外泄的津液夹带着营养和代谢产物，聚集在骨膜上，就会导致骨关节疼痛。骨膜敛聚拘挛，就会导致骨关节的变形。骨膜下津液堆积日久就会形成骨的增生、形成痛风结节等。在里的精气不足，就会导致骨的营养缺乏，因而骨酸软无力，日久形成骨质的疏松。

《伤寒论》中有："风湿相搏，骨节疼烦，掣痛不得屈伸，近之则痛剧，汗出短气，小便不利，恶风不欲去衣，或身微肿者，甘草附子汤主之。"

我们来解读一下张仲景这个完美的甘草附子汤，品这经典的味道。甘草附子汤由桂枝、炙甘草、白术、附子组成。

《神农本草经》认为："白术，味苦温。主风寒湿痹，死肌，痉，疸，止汗，除热，消食。作煎饵，久服，轻身，延年，不饥。""附子，味辛温。主风寒咳逆邪气，温中，金疮，破癥坚积聚，血瘕，寒湿，踒躄拘挛，膝痛，不能行步。"

桂枝、炙甘草推动白术、附子的药力，到达骨关节之处。附子将白术带到深处，到达骨膜和骨。白术止汗并油润提供营养，自然能止深部的津液外泄，且收敛津液营养。附子温热提供动力。白术、附子合用完美地针对沉濡脉的外散松软。白术、附子都能除湿痹，能将骨膜上外泄的成湿邪的津液化解，交由桂枝，由桂枝通达之力，或由肌表或由小便排出。

可见这白术、附子实在是治各种骨关节疾病之良药。

3. 浮濡沉弦

如图37，浮濡沉弦脉浮取有濡弱之气，沉取弦而有力。这是典型的湿气困结，阳郁化热。形成浮濡沉弦脉的原因是能量被郁困在里，不能向表输送，导致表的能量不足，火化水无力，以致表的水液化为水湿邪气。常见的症状有头痛身重、疲倦乏力、精神不振，又有口干、口苦、烦躁、口臭、气息热等，各证阴雨天加重。治疗可用九味羌活汤。

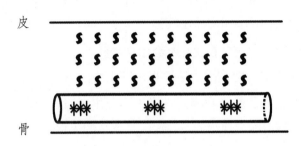

图 37　浮濡沉弦脉图

ƨ：缓弱无力　　**⚹⚹⚹**：弦盛有力

四、滑脉

滑脉是临床上比较常见的脉象之一，是津液结聚浓缩的表现。

营养过剩、堆积可以导致滑脉。因此，滑脉多提示痰病。这很形象，就像有的患者吐出的那些痰一样，黏稠浓厚如胶，就是营养堆积不化的表现。很多伤食的小朋友在右关脉都会出现滑脉。

另有一种情况，实热烧灼津液也可以出现滑脉，通常出现在热结津液未伤或者素有痰浊的热证患者。许多少阳证患者口苦、胸胁满、在左关脉可见滑脉，这种滑脉表现为流畅有力，是痰热的表现。

滑脉是什么样的形态呢？

应该说，滑脉是脉气的表现，而非脉形。它是脉内脉气的一种状态。

如图38，滑脉如滚珠，这是对滑脉最形象地描述了。滑脉如滚珠是指脉管内脉气流动如珠子滚过手指一般，而不是指脉管如珠串子一般。

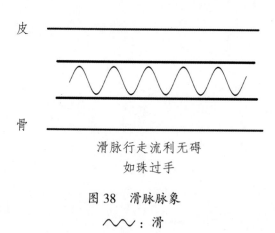

皮

骨

滑脉行走流利无碍
如珠过手

图38 滑脉脉象

〰〰：滑

滑脉的形成，和组织细胞内营养饱和度增高有关。因为组织细胞营养饱和度增高，导致管路向组织细胞输送的阻力增大，而组织细胞向管路输送力量增强，这样使得管路营养成分浓度也增大，从而形成了滑脉。这些营养中医统称为津液，当浓缩到一定程度，导致代谢平衡被打破，那么这些过度浓缩的营养就成了身体的负担，成了中医所说的痰浊邪气。所以，针对滑脉的治疗，大多使用的都是消导的治法。

滑脉相对其他脉象来说，有自身的特点。对于一些偏浮、偏大的脉，细心总结我们就会发现，滑脉有在脉管浮浅部位、在脉管中部、在脉管底部这几种不同的情况。

脉气滑出现在脉的浅层，相当于浮滑脉，如图39。

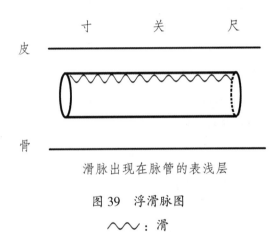

滑脉出现在脉管的表浅层

图 39　浮滑脉图

〰〰：滑

这种脉象在指目得脉后，轻轻按在脉管上，能感觉到脉气在脉皮下如波浪一涌而过，波动起伏不大，往往不细心就很难感觉到，如图40。

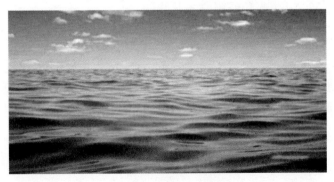

图 40　浮滑脉如波浪

这种浮滑的脉象，往往提示痰浊凝结程度较轻较浅。

寸、关、尺三部也会同时出现轻按脉皮即得滑脉。针对这种脉象，我通常都会选择小陷胸汤。正如《伤寒论》条文："小结胸病，正在心下，按之则痛，脉浮滑者，小陷胸汤主之。"对于感冒过后几天出现痰多、绿脓痰的患者，用小陷胸汤祛痰效果相当好，患者往往会反馈痰迅速消退。

如图41，脉气滑出现在中部，可见于如下两种情况：其一，浮取得脉，中按得滑之脉气；其二，中取得脉，按之脉气滑。

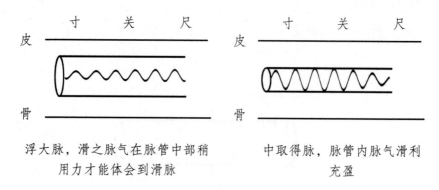

浮大脉，滑之脉气在脉管中部稍
用力才能体会到滑脉

中取得脉，脉管内脉气滑利
充盈

图 41　中取得滑脉图

这一类滑脉的出现，有痰浊结聚较盛的可能，也有热盛的可能，也有痰热内结的可能。这个程度的话，已经可以给人一种类似滚珠的感觉了。

滑而和缓或者迟缓，往往是痰浊的表现。滑而有力往往是热盛或者痰热结聚的表现。

寸脉出现浮取紧，按之滑有力，是风寒闭热，是大青龙汤或者麻杏甘石汤的适应证，小儿感冒咳嗽常见此脉。

右寸出现中取缓滑，是痰浊盛于胸中，用瓜蒌薤白半夏汤为主方，前胡、冬瓜仁、金荞麦等均可加减应用。

右寸出现中取滑有力，是胸中热或者痰热，用千金苇茎汤加减。曾治一身热痒夜甚、肌肤甲错的小儿，该患儿久治不愈，我把脉发现患儿右寸脉中取滑盛有力，用千金苇茎汤加减很快痊愈。

左寸中取滑缓，伴多梦难眠，容易受惊心慌，用温胆汤效佳。若滑有力，用导赤散。

右关中取滑缓为痰盛，或者积食，常见于小儿，用二陈汤加平胃散。

右关中取滑有力，为痰热，根据情况可选择半夏泻心汤类方。

左关中取滑，多为痰浊结聚胸胁下，用小柴胡汤。

尺脉的中取滑常见有力，根据情况可选用白头翁汤、四妙散、猪苓汤、桃核承气汤等。记得我儿子3岁的时候，下痢脓血，日数十行，把脉右尺浮弦中取滑而有力，予白头翁汤加减，迅速痊愈。

脉气滑出现在沉部，需用力按至底才能感觉到，如图42。

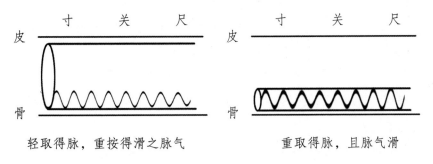

轻取得脉，重按得滑之脉气　　　　　　重取得脉，且脉气滑

图 42　沉滑脉图

这种情况代表了痰浊结聚非常深。这时候的滑脉，感觉起来真的就像是珠子在手下的样子了。

这种脉象，出现在右关尺，用承气汤类方；出现在左关，根据情况，用龙胆泻肝汤；同时出现在双关脉，用大柴胡汤加减。

五、涩脉

涩脉和滑脉相对，是一种不通畅、不流利、不盈润的脉象。

这个脉象很多脉诊书描述得很好：如轻刀刮竹，如雨粘沙。

但是当具体到临床的时候，却又不仅是这些。

涩脉是一个脉形、脉气相合的脉象。涩脉通常脉形细，而脉气不流利、流动艰难。其成因有的是推动力不足，有的是阻力太大，有的是太过黏稠，有的是太过枯涩。

我们用这种小锯齿来表示涩脉触之如轻刀刮竹的形态。

如图43为瘀血产生的涩脉。这是因为管路瘀积，造成管路狭窄，流量减少，从而形成涩脉。那么这种瘀积是怎么形成的呢？我个人认为主要是出血导致的。实际上，绝大多数瘀血都是出血导致的，都是出血后人体的一个修复过程。这个修复过程中，各种物质（如凝血因子、血小板）集结在出血部位的脉管上，从而出现了脉管的瘀积现象。导致出血的原因除了外伤之外，还有暴怒以及超负荷的爆发力等。后者因为毛细血管突然压力爆表而出现出血，也是常见的产生瘀血的原因。我们中医所说的瘀血，有的实际上就是一个出血之后的尚未完成的修复过程，这个修复过程一旦完成，瘀血证就自然解除了。我们常常看到受撞击后的地方皮肤下会出现瘀青一片，这其实就是毛细血管破裂出血后导致的瘀血，而这个瘀青一旦完全消失，就代表着这个局部的出血完全的修复了。由此延伸，我们平时判断瘀血的极为重要的一个体征就是舌诊出现瘀暗或者瘀青，这其实就是对应的身体部位出血后的修复尚未完成的表现。另外，我们常常说青色为肝气显露，如小儿鼻根的青筋、妇女鱼际手腕处的青筋等，治疗常常要用到阿胶，用阿胶者，谓之养肝，实际上就是促进出血的修复。这个所谓的肝气显露，实际上就是出血后的一个修复未完成的表现。从这个角度，我们就能理解，为什么有的崩漏的病人需要用活血的方法加阿胶（如胶艾汤）来治疗，为什么鱼际及手腕青筋多的妇女常常会出现月经少、月经提前。

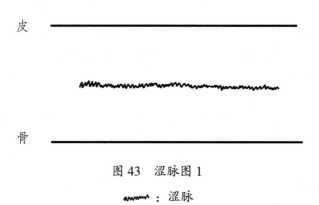

图 43 涩脉图 1

〰〰〰：涩脉

图 44 为燥热结产生的涩脉。这是因为组织细胞和管路都处于代谢过亢、产热过多的状态，需要不断地消耗水分将过多的热量散发出去，但是津液又不能及时补充，导致管路水分不足，出现枯涩不畅的现象，就像一条河流，河水枯少，流速自然就变慢，河底的沙石就很容易显露出来。这个脉象相对第一种涩脉的特点是涩细而有力。

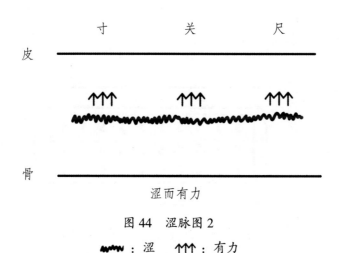

涩而有力

图 44 涩脉图 2

〰〰〰：涩 ↑↑↑：有力

涩脉还有另外一种情况，通常见于过度肥胖的患者，如图45，脉象上脉气流动一截一截的不连接、不顺畅。因为组织内水气或痰浊过盛，对脉管产生很大压力，加之脉管内津液（即营养）不足，就形成了这个特别的涩脉。

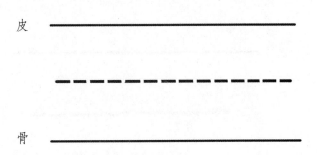

图 45　涩脉图 3

这种类型的涩脉和滑脉在机理上有相似之处。相同的是两者组织细胞都处于过饱和状态，不同的是前者脉管内津液已枯少，而后者脉管内津液尚充足。

涩脉在临床上有多种表现形式，每种情况所代表的病机都不尽相同。下面我们结合临床分析，具体描述如下：

1. 里气不足导致表气不荣、瘀积不畅

如图46，这种脉象脉管大，脉气濡弱，脉管表层涩手不畅，如抚细沙。可以用更形象的图47、图48来表示。

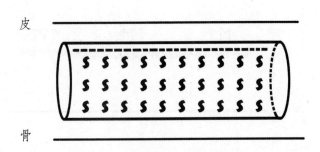

图 46　濡浮涩脉图

- - - - -：涩，不畅　**S**：缓弱无力

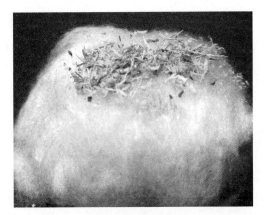

图 47　如棉浮沙

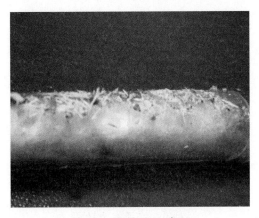

图 48　濡浮涩脉管图

　　这种脉象常见于胸背部长疹粒的患者。这种涩脉的特点是不数，缺乏力量，是推动力不足导致的。曾经看过一个女性患者，背部长满小粒红疹，偶有痒痛。我把脉发现患者脉大而脉气缓弱乏力，但是在脉的表层却有涩细不畅而无力的表现。因为患者脉气濡弱且脉大，表现得非常典型，所以就选用了桂枝汤原方加血竭，其中桂枝和白芍都是 30g，血竭用了 3g。患者服药后不久反馈，只吃了一剂药，背后的小红疹就全部消退了（涩脉案一）。

　　用这个思路去理解，有些顽固的皮肤疾病，其实就是这种脉气濡弱，表气不荣，流动无力，导致瘀滞化为疹热。如果兼有水气或者湿气停留，那么不就是湿疹渗液不止吗？很多湿疹体质以及蚊虫叮咬后出现大包久久不能消的患者，其实就是这种体质。所以临床上皮肤病出现濡缓大脉，就可以使用这个思路，即使脉表层摸不到涩的感觉，也一样可以考虑应用。因为在表层的细涩弱脉是很容易被掩盖掉的，如脉的表皮过于弦或者过于紧都可以轻易地将这个涩细弱的脉象掩盖掉。

2. 在表的热结伤津，导致枯涩不畅

濡浮涩脉与浮涩有力脉都出现在脉管的表层，两者看似基本类似。但如图49，浮涩有力脉在细涩不畅之外，表现得偏数，有力，有一种小沙粒刺手的感觉，并且脉管不一定大，脉气也不濡弱。这是在表的燥热伤津导致枯涩的表现。

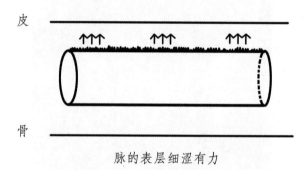

脉的表层细涩有力

图 49　浮涩有力脉图

〜〜〜：涩　　↑↑↑：有力

濡浮涩脉与浮涩有力脉的病机大不相同。前者是因为里气虚弱导致表气的瘀滞。浮涩有力脉是在表的热伤津，里气却不一定虚弱，有点类似于脏腑辨证中的肺表燥热证，常见于痤疹、咳嗽的患者。

痤疹为燥气结于表，用银翘散。曾治疗一年轻女性，患者面部长痘，红而小粒，服用银翘散后痤疹一扫而清，患者反馈说面部皮肤也变得更光滑了，可见表燥能令皮肤干燥、粗糙，甚至甲错。如果痤疹患者皮肤有这种情况，那么把脉时要多留意脉的表面是否有这种涩而有力的情况。

典型的燥咳，脉的表皮可见涩数有力脉，用润燥降气的治法，治疗用桑杏汤，可加用芦根、川贝、杏仁、牛蒡子等。

然而，临床会有更复杂的情况，比如，既有表燥又有表寒合内饮的咳嗽。这种咳嗽用温化则燥加重，用清润则寒饮加重，治疗起来颇考验人。曾有一段时间治疗了不少棘手的咳嗽，其中有个患者咳嗽经常秋天发作，一发作就百药不效，非得过3个月以上才慢慢缓解。其脉象双关及关下部位弦紧，寸脉偏弱，左脉轻取细涩。根据脉象，方用小青龙汤祛寒饮，加天竺黄、川贝母、花粉、芦根、北沙参润燥，因为寸脉不足加桔梗、柴胡、黄芪（涩脉案二）。具体处方如下：

白芍 15g　　　干姜 6g　　　五味子 6g　　　麻黄 6g

炙甘草 6g　　　细辛 3g　　　半夏 10g　　　桂枝 10g

天竺黄 12g　　川贝 8g　　　黄芪 15g　　　桔梗 10g

柴胡 10g　　　芦根 15g　　　天花粉 15g　　北沙参 15g

5 剂。

过了很久，患者因他病复诊时才告诉我，她喝完药咳嗽就好了，还介绍了另外一个咳嗽患者给我。

这种脉象还经常可见于虚热上逆，结于上部，形成上焦的热证，症状见咽干、声嘶、咽喉有异物感。如图 50，脉象表现为浮亢上越，脉皮轻取有涩数。治疗用麦门冬汤。

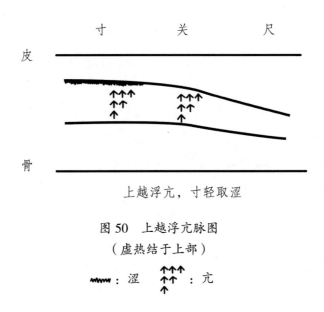

上越浮亢，寸轻取涩

图 50　上越浮亢脉图

（虚热结于上部）

〰〰：涩　　↑↑↑：亢

血热结在上焦伴血少虚亢亦可见此种脉象。

我们用病例来说明。

一女性患者，30岁。口苦口干，双目赤痛，小便黄，口腔溃疡，病情反复发作已有多年，胸闷，气短，脾气暴躁，大便黏、稀烂，口臭，梦多。平时月经推迟，色黑量少。舌淡根黄厚腻，舌下络脉曲张明显，多血点。脉象如图51，双手上越，脉弦亢，轻按脉表细涩，关寸弦而大，双尺沉细涩。

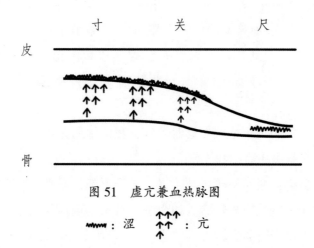

图 51　虚亢兼血热脉图

〰〰〰：涩　↑↑↑：亢

弦亢脉，是虚劳兼有虚热的表现。本病案是本有虚劳，虚热上冲，兼脾虚有饮。虚热和水饮结为湿热，同时上冲的虚热日久结为血热、血瘀。

治疗以黄连温胆汤合半夏泻心汤加张锡纯的活络效灵丹为主。方如下：

黄连 3g	白芍 15g	黄芩 10g	枳实 15g
柴胡 15g	竹茹 30g	茯苓 30g	陈皮 10g
半夏 15g	苍术 8g	干姜 6g	党参 15g
泽泻 15g	桂枝 5g	丹参 15g	乳香 5g
没药 5g	连翘 10g	珠子参 10g	

5剂。

吃完药复诊，患者已经无口干苦和目痛，小便不黄，口臭减轻，口腔溃疡痊愈，做梦减少，胸闷减轻。患者还告诉我，吃了药以后，自己感觉连脾气都变得好多了。

我心里一笑，这血瘀、血热减轻了，血脉流畅，气血平和，当然就不会整天想发脾气了。

3. 在中的热结

图 52 为中取得涩有力的脉象，多见于右关部，出现此脉多为腹部炎症，常见于小儿腹膜炎。

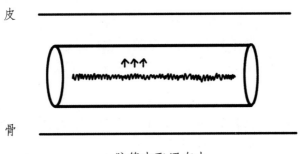

脉管中取涩有力

图 52　中取涩脉图

〰〰〰：涩　↑↑↑：有力

曾治疗一朋友 8 岁的小孩。患儿腹痛，腹部皮肤灼热烫手，微腹胀，纳差，伴有流涕，舌水滑，中部苔微黄腻。诊其脉右关脉微弦微紧，按至中部可得明显涩细脉。患者腹部疼痛发病前曾吃煎炸鸡蛋两个，这是先有寒饮，后有腹部血分的结热。

考虑到患儿里热结较重，腹部很可能已经存在炎症，恐怕进一步发展，因此决定先安里再攘外。方用半夏泻心汤，如下：

黄连 3g　　　黄芩 6g　　　人参 6g　　　半夏 12g

大枣 12g　　　生姜 10g　　　炙甘草 6g　　　干姜 8g

1 剂。

服药后第二天复诊，患儿已经没有腹胀、腹痛，腹部皮肤无灼热感，但仍有头痛、鼻塞流涕的症状。外感证凸显，脉浮紧，左关右寸滑。方用麻黄汤加小柴胡汤加半夏泻心汤加减。

临床上，这种情况比较常见于小孩子。结热不重的患儿，并不会表现出腹痛以及腹部灼热感。但是大多数患儿会经常不舒服闹情绪，尤其饮食不注意以及夜晚的时候明显。病情拖得久了，腹部结热伤津，炼津为痰，就会在腹部皮下出现一个个痰核，就是西医所说的腹膜下淋巴结肿大，小孩子时不时可以看到。

4. 在里的结热伤血

这个时候患者往往都会有烦躁，甚至谵语。热结血分，热的同时，灼伤阴血也很严重，此时必须用下法。

关于这个，《伤寒论》反复强调阐明，相关条文如下：

"病者如热状，烦满，口干燥而渴，其脉反无热，此为阴伏，是瘀血也，当下之。"

"太阳病六七日，表证仍在，脉微而沉，反不结胸，其人发狂者，以热在下焦，少腹当鞭满，小便自利者，下血乃愈，所以然者，以太阳随经，瘀热在里故也。抵当汤主之。"

"伤寒有热，少腹满，应小便不利；今反利者，为有血也，当下之，不可余药，宜抵当丸。"

这些条文阐明了一个临床常见的小便多、大便干燥的特殊证——瘀热证。

张仲景在这里说"不可余药"，意思就是说你处方不要搞错了，要赶紧把这个血分的结热去掉。别看到有热就清热解毒，没用，再磨蹭不用下瘀血法，热伤血少，热更躁动，上冲头脑，病人就要发狂上房揭瓦了。

即使是结热不重，不去瘀血，热久必然成干血证。

但临床常见的是血的结热伴有寒饮的情况。这种情况，脉象通常表现为如图53所示的尺脉涩而寸关脉偏紧偏实。这种脉象常常见于女性的月经后期甚至闭经的患者。

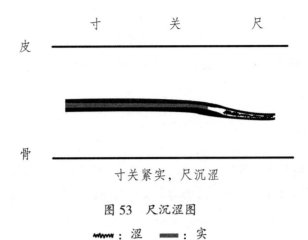

寸关紧实，尺沉涩

图 53 尺沉涩图

wwww：涩 ▬▬：实

碰到这种脉象，我的治疗套路就是用当归四逆汤加桃核承气汤，效果真是很满意。这个方法为我争取到了不少患者的信任。

5.气郁血行阻力增大

暴怒、久郁都可以导致瘀血的出现，这在妇女尤其中老年妇女比较多见。

如图 54，此种脉象的特点是整体细涩，但是双关脉却略显得大，按之脉气有顶手感。

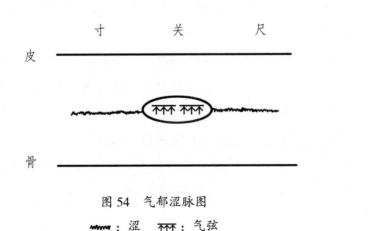

图 54 气郁涩脉图

wwww：涩 木木木：气弦

曾治疗一个女性患者，各种症状难于备述，把脉就是出现了这种脉象，

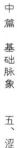

于是我给她用了血府逐瘀汤。患者复诊告诉我，吃了药觉得很舒服，各种症状减轻。吃了大约一个月以后，她告诉我，她原来闭经好久，现在吃这个以后月经来了。患者就诊时没有告诉我她有闭经，我也只是根据脉象用药。这真是意外的惊喜。

6. 动力不足

这种涩脉有自身的特点。如图55，脉气来的一截一截的，有无力的感觉，也有推动艰难的感觉，就像一个人背很重的东西，走一段歇一段一样。此种脉象多见于尺脉，多见于肥胖患者、月经后期患者。

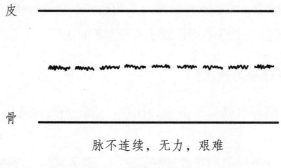

脉不连续，无力，艰难

图 55 虚滞涩脉图

曾治疗一个月经后期的患者，该患者尺脉沉涩，脉气无力，用肾气丸加减取效。

综合以上可知，脉涩主瘀滞不通，病位可在表、在中、在里，可夹寒、夹热，可属虚、属实。脉象都有具体的区别，治疗都有具体的不同，并不是一个活血化瘀就可以通杀一片的。

中医临床，讲究的是非常明确的辨证对应。

事实上，临床不少瘀血证都没有出现涩脉。比如说寒瘀并重的患者，当寒气过重的时候，脉象就会表现为紧而实，这时候涩脉就完全被掩盖掉了。

所以我们判断瘀血证，还要依靠症状和体征检查，比如唇口干燥、烦躁、多食、小腹胀、局部按压刺痛、舌有瘀点瘀斑等，而不能仅仅依靠脉诊，这样才能做出正确的判断。

引申：表里津液循环论

在涩脉篇的最后，我们将涩脉第一段（涩脉案一）、第二段（涩脉案二）的两个病案对比进行总结分析，会得出非常有助于我们临床思考的结论。

第一个案例是表滞里弱，第二个是表燥里饮。仅仅是这两个案例，就可以十分清楚地告诉我们，表里之间是存在着水液的循环交换的，如图56。

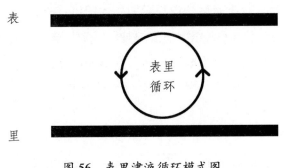

图 56　表里津液循环模式图

■■■　正常津液

在这个表里的津液循环中，如果出现水液循环障碍，水液停留之处，脉就会显得弦，患者就会出现局部的水饮证，如喘咳、局部冷、局部痛等。水液濡润不足之处，脉就会细涩，就容易出现燥证，如干、热、痒、烦躁等。

那么，我们姑且把表的津液统称为气分，里的津液统称为血分，这样就更加有助于理解了。归纳临床常见的表里津液循环障碍有以下几种。

1.表燥里饮

图57是表燥里饮的模型。因为津液结于里形成水饮，表的滋润不足兼有热，从而形成表燥里饮的情况，单纯的里饮用五苓散等，兼有风寒则用小青龙汤等。表的燥，处方可用银翘散，可加川贝、杏仁、桑白皮等。

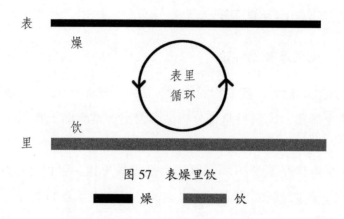

图 57　表燥里饮

██████ 燥　　　██████ 饮

　　有很多时候只是单纯的里饮，表的津液因为里饮盛而显得不足，但是又没有形成燥热，这个时候治疗只需要化饮即可。比如，我们常见的苓甘五味姜辛夏汤证，是水饮冲逆引起的咳嗽，这种咳嗽的特点是咽喉气顶感、躺下咳嗽加重，同时还会有咽痒不适。这个咽喉痒，就是因为饮盛导致津液少而出现的。

2. 表饮里燥

　　图 58 是表饮里燥的模型。水饮停留在表，多是风寒郁闭表气导致，常常出现身痛、腰痛、骨节痛、局部冷、局部麻木、局部肿等症状。里之津液不足兼有热就形成燥热，即我们常说的血热，常常有烦躁、口干口苦、难入睡、小便黄等症状。这种表饮里燥的症状，在临床也是非常多见的，治疗可以考虑用小续命汤等类方加减。

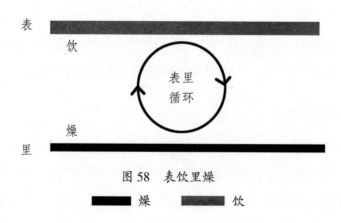

图 58　表饮里燥

██████ 燥　　　██████ 饮

3. 表滞

图 59 是表滞的脉诊图。表的津液流动不畅，日久就会导致各种代谢产物的停留，这是大多数皮肤疾病形成的基础。但是具体情况非常复杂，因为表滞可以和表燥、表饮、里燥、里饮以各种组合方式同时存在。这种复杂的组合，有时候在脉象上能体现，更多时候是相互掩盖掉了（具体参看脉象的掩盖）。所以，皮肤病的治疗是十分不容易的。

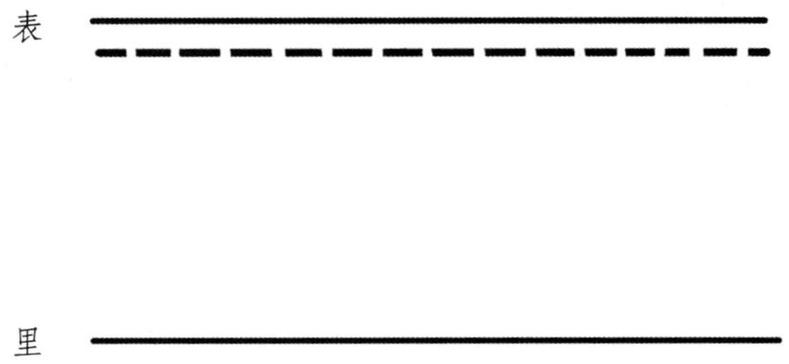

表 ————————————————————————

里 ————————————————————————

图 59　表滞

－－－－：涩，不畅

4. 里滞

图 60 是里滞的脉诊图。在里的津液流动不畅，这就是瘀血证了。

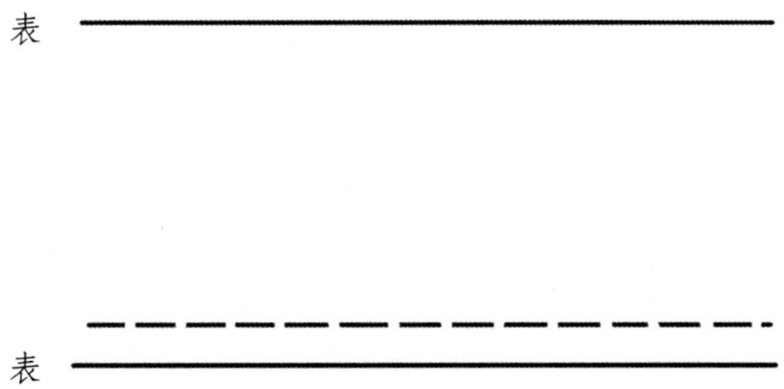

表 ————————————————————————

表 －－－－－－－－－－－－－－－－－－－－
表 ————————————————————————

图 60　里滞

－－－－：涩，不畅

以上的这几种表里循环情况，我们在脉象上经常可以看到。把脉的时候，如果多积累、多用心，就会发现轻轻地浮取、稍用力按、用力按这几种不同的情况下，脉象常常会有很大的区别。

六、实脉

　　掌握常见的稳定脉象有一个好处，就是这些稳定的脉象，总是有对应的处方。见是脉用是方，不管患者是什么疾病都是如此。而这个实脉就是一个很稳定的脉象。

　　实脉和寒实证脉象非常相似。实际上实脉相当于寒实证里面比较重的一种情况。

　　因为寒气痼结，水气不能外散，加上管路能量低下，水气也不能温化，导致不断积累，从而形成实脉。

　　如图61，实脉摸上去紧而充实，感觉像是摸在实心的管子上，脉管内的空间几乎感觉不到，这是寒气深入血脉的表现。凡是出现实脉的患者，都会有冬天手脚冰冷的症状。

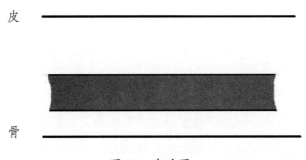

图 61　实脉图

■ ：实脉

　　我们用病例来说明一下这个脉象。有一个朋友介绍来的患者，来看的时候也没说有什么不舒服，问什么也不肯说，就说调理一下身体。既然如此，我也没有多问，就先把脉看看吧，结果是个沉细弦紧实的脉象，脉气缓弱，脉象如图 62。那么，对于这种典型脉象，我也不必问诊了，便直接处方用药了。

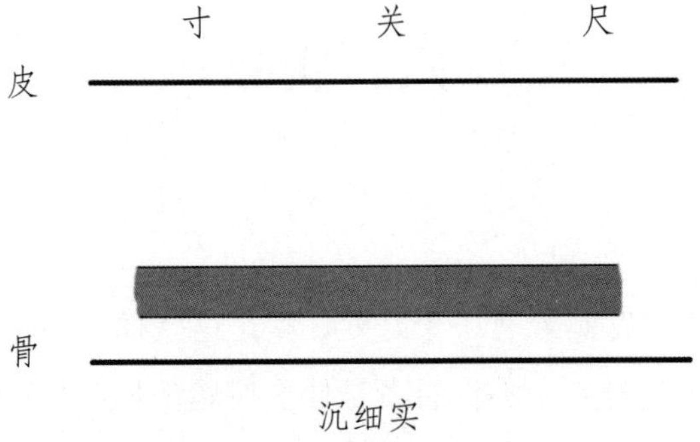

图 62　沉细实图

▬：实脉

处方直接以当归四逆汤加四逆汤和活络灵效丹加减，这是我惯用的套路。如果患者怕冷汗少，还会加上麻黄附子细辛汤。具体处方如下：

黄芪 36g	党参 20g	桂枝 15g	当归 15g
赤芍 15g	柴胡 12g	干姜 10g	熟附子 10g
乳香 3g	没药 3g	五灵脂 6g	细辛 5g
通草 5g	炙甘草 5g	半夏 10g	

5 剂。

这种细实的脉象，相当于脉细而脉皮厚，两者同时存在，脉管按下去，你几乎感觉不到脉管里面的空间。细为血少，紧为寒，因此，这种脉象，用当归四逆汤就是最佳选择了。方中的桂枝和细辛，能够解除这种紧实的脉象，另加了四逆汤以加强温通力量。那么为什么加柴胡和半夏呢？因为患者胸胁下位置偏冷硬，故加柴胡分导药力，加半夏兼化痰结。又因为脉气缓弱，加黄芪和党参。

临床上，手脚冷的患者，如果兼见细实脉象，用当归四逆汤效果都很好。但是如果六部脉象，都不见细实，甚至连紧脉都没有。这个时候，就要考虑用别的方子了。

二诊时，患者说吃药效果挺好，并说平时月经量少，那么如此的话，便去掉活络灵效丹，加桂枝茯苓丸，欲养血，先祛瘀；同时去掉赤芍，这样是因为患者脉细实还是比较明显，脉又偏沉，寒气重，气机过于收敛，因此先暂时去掉赤芍。处方如下：

黄芪 36g	党参 20g	桂枝 15g	当归 15g
柴胡 12g	干姜 10g	熟附子 12g	细辛 5g
通草 5g	炙甘草 5g	半夏 10g	白术 20g
补骨脂 15g	茯苓 15g	桃仁 15g	牡丹皮 10g

5剂。

二诊以后，介绍她来找我看病的朋友告诉我，这个患者的主症是顽固的失眠，看了好多地方都没有什么效果，吃了药以后，效果非常好，睡眠明显改善。当归四逆汤能治疗失眠！这是我没有想到的。

三诊时，患者终于开口交代病情了，睡眠已经没有问题了，但其他问题不少，除了月经量少，还有腰酸，有宫颈囊肿及子宫下垂病史。患者所有症状均指向肝阳不足，肝血少，肝气不升，兼有水饮，故在上方基础上加吴茱萸汤，以当归芍药散代替桂枝茯苓丸，温肝养血化饮。具体如下：

黄芪 36g	党参 20g	桂枝 15g	干姜 10g
熟附子 10g	细辛 5g	通草 5g	炙甘草 5g
乳香 3g	没药 3g	五灵脂 6g	吴茱萸 6g
大枣 12g	生姜 12g	白芍 15g	川芎 12g
茯苓 12g	白术 12g	泽泻 15g	

5剂。

其实我个人非常讨厌这种什么都不说的所谓的考验医生诊脉水平的行为。这种行为真是太愚蠢了！如果不信任，就不必找这个医生看。所谓的考验，一方面是信任度不够，另一方也是对自己的不负责任。

张仲景诊病是脉证结合，凡论述疾病均用"某某病脉证并治"为题，同时还有腹诊，可见单凭脉象诊病，是不合适的。

七、弦脉

弦脉是临床上最为常见、最有代表性的脉象，也是变化最多的脉象。

弦，即如琴弦之意，即紧张之意，即绷紧之意，即收敛之意，即拘束之意，即直长之意，即缺乏柔软之意，即缺乏波动感之意。既有枯涩失于润养之意，又有收敛失于舒展之意。故而寒可见弦，热亦可见弦。

弦脉怎么用脉管模型去理解呢？

我们不妨想象一下一段空心的软橡皮管，如果打满气胀起来的话，就会显得绷紧，这和弦脉形成的道理是一样的。弦脉是因为管路压力增大，管路和组织之间的交换被"梗住"形成的。

比如说，当人的情绪发生变化，甚至暴怒的时候，管路内的压力会骤然加大许多，这压力郁堵着，脉就会变弦；紧张和压抑的时候，神经反射使得管路末端和组织都收紧，也会导致管路的压力增大，脉也会变弦。更多的时候，人的情绪是生气、不高兴，但是又压抑着不能爆发、发泄出来，这样管路压力增大同时管路又收缩，管路内的压力更加的大，弦脉就更加的明显。

然而，弦脉的产生不仅仅和情绪有关，具体我们留到不同的弦脉类型中分析。

1. 正弦脉

这是最具临床意义的一个脉象。

在阐述正弦脉之前，我们必须要先将"水平衡""血水交换平衡"这两个重要的概念介绍给大家。

（1）水平衡

生命起源于海水，由水里的单细胞进化为复杂生命体。一直以来，生命的每一个细胞和组织都必须在水分的滋养下生存。人类亦是如此，人体所有的代谢都要以水来作为载体，我们不难想象水在人体中的统治地位。

能养之者，必能害之。水是人生存的基液，当然也是人体疾病产生的最重要因素。对于每一个细胞和组织来说，水少了不行，多了也不行。人体能包容水的能力和人体当下"阳气"的状态有关。当人体组织细胞"阳气"和水处在平衡状态的时候，水液就能被气化为津液而为人体利用。我们姑且将这种状态称之为"水平衡"状态。

假若水液过多，超过"阳气"的负担，那么多余的水液就会变为废水，这个废水就是我们所说的"饮"邪。不但不能利用，还会停留在人体各个层次各个部位，由此产生各种不同疾病。说起来可能很多人都不会相信，我们日常不少疾病的产生就和喝水过多以及喝水方法不正确（比如一口渴就仰着脖子猛灌水）有关。我最近诊治了一个严重心慌、心悸（早搏）的患者。根据他个人的描述，发病就是因为发现自己有肾结石后，大量喝水，最后肾结石排出来了，但是也落下了心脏的疾病，在医院做了射频消融治疗后，还要每天吃西药，即使这样症状控制也不理想。我给他开的是以苓桂术甘汤为主的方子，通过中药调理，症状得到控制并且能逐渐减少西药用量了。

（2）血水交换平衡

我们不要把这里的所说的"血"等同于西医概念的血液。这里说的血，乃是指在里的津液。我们这样去理解：水在阳气的作用下携带各种能量营养成为津液，津液濡养表分为气，濡养里分为血，津液完成濡养血分的任务后，又会从血里转出。我们这里说的血水交换平衡，即是指水进出里分处于平衡流畅的状态。

当里分津液流动出现瘀滞，也即是瘀血形成的时候，水进入里分就会受阻，这个血水交换的平衡就被打破了。瘀血证会导致津液进入血分受阻，所以许多的瘀血证都会伴有燥热的症状，如烦躁、唇口干燥、小便黄等。我们临床上常常可以看到有的患者一派虚寒证，但同时又伴有明显的燥热证。这是因为一方面虚寒阳气气化津液不够，导致本身津液不足；另一方面，因为瘀血存在，津液进入血分受阻，血分濡养更加不足。从而导致了这种虚寒和血燥同时存在的病证。

根据我个人临床经验，我认为人体血水交换存在三个枢纽，分别是上、中、下三焦。当瘀血证严重且出现在血水交换枢纽这个特殊部位的时候，这个血水交换的概念就显得尤其重要了。

上焦的枢纽血瘀，津液反流，就会出现多汗，以上半身为主，紧张时加重，津液不能润养血分，就会失眠多梦，治疗都是用血府逐瘀汤。

中焦的枢纽血瘀，津液反流，就会出现腹泻，所以王清任用他的膈下逐瘀汤治疗久泻及五更泻。而张仲景《伤寒论》有以黄芩汤治疗腹泻的条文："太阳与少阳合病，自下利者，与黄芩汤；若呕者，黄芩加半夏生姜汤主之。"这就是瘀血并热导致的腹泻。从这个角度，我们就不难理解什么是"热结旁流"，热结为什么会旁流，为什么要用大承气汤来治疗。

下焦的枢纽血瘀，就会出现膀胱蓄血证，水液逆流膀胱，就会出现小腹胀、小便频、大便干，治疗用桃核承气汤，或者少腹逐瘀汤。

当我们有了"水平衡"和"血水交换平衡"这两个概念之后。通观《伤寒论》，我们就会发现，整部《伤寒论》讲的都是如何调节"水平衡"和"血水交换平衡"这两个核心问题。

《伤寒论》对弦脉做出了定性。在《金匮要略·痰饮咳嗽病脉证并治》中有："脉双弦者，寒也。""脉偏弦者，饮也。""脉沉而弦者，悬饮内痛。"这是以弦脉知病之邪气为水饮。

这种水饮为病导致的弦脉，我将其称为正弦脉。如何从管路模型上理解正弦脉呢？

人体内的水液去路主要是体表和尿液，当这两个系统的排水功能出现障碍，细胞水浓度就会增加；人体水液来路主要是饮食，饮食不当，骤然饮水过多或者经常吃水果等，吸水细胞水浓度也会增大。细胞水浓度增大会向管路渗透增加，最后导致管路和细胞内水超负荷，不能被利用而形成饮邪。这个饮邪梗在管路中，就会导致管路压力增大，甚至影响管路和细胞的正常交换，这就是正弦脉形成的机理和正弦脉的病机。

我们将正弦脉的脉图（图63）表示如下：

皮

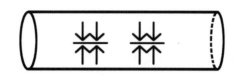

骨

图 63　正弦脉图

: 正弦脉

我们这个正弦脉的图案体现的是管路的张力加大，管路进出的交换都受阻。图像不足以完整描述正弦脉的具体形态。

那么手下的感觉应该是怎样的呢？正弦脉应该具备以下特征：当手按在脉皮上的时候，脉的形态具有直长如弦的特征；当手指向脉管里面按进去的时候，脉管内没有滑的感觉，也没有虚弱无力的感觉，也没有越按越弱的感觉，也没有气顶指头的感觉，可以感觉到脉管内有充实感，但是又不会像实脉那样紧实缺乏弹性，具体的感觉，就像脉内充满了水一样。

光凭语言的描述，似乎还是难以捉摸。我们不妨想象一下，一般的脉象如同空管子，而正弦脉就像是一个充满水的管子，这个水还具有一定的压力，如图64。这样可能比较好掌握些。

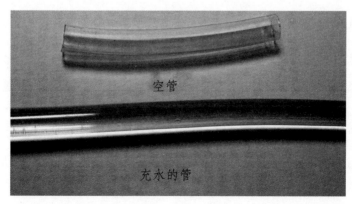

空管

充水的管

图 64　充水的管

正弦脉在临床上非常多见，我们可以反复验证。当右寸单独出现正弦脉的时候，患者多有胸闷、咳喘等肺系的水饮病；当左寸单独出现正弦脉的时候，患者多有心慌、心悸等心系的水饮病；而当双寸脉都出现正弦脉的时候，患者多会出现气短、气逆上冲、咳嗽、咽喉异物感、吞咽梗阻感等水气壅塞上焦的水饮病。

上焦的水饮证用苓桂术甘汤类方。这个苓桂术甘汤虽然药物各个平和，但却是老年人保健之宝，因为它能清除上焦的水饮，从而大大降低心脑疾病的发病风险。

中焦的水饮证，在关脉会出现正弦脉。若正弦出现在右关，通常会有腹胀、肠鸣、腹泻、打嗝等胃肠系的水饮证，治疗用生姜泻心汤、肾着汤等。若正弦出现在左关，通常会有纳差、口苦、胸胁胀痛等症状，治疗用柴胡类方。

下焦的水饮证，通常会在尺脉出现正弦脉，多会有小便异常、腰痛、脚冷、腰冷、屁股冷、头晕、头重脚轻等症状，治疗用五苓散、真武汤、附子汤等。

临床实践证明，两部以上脉象出现正弦脉的患者，经过治疗后，最后大多会出现右关脉的弱脉，最后必须以理中汤类方收尾，这充分证明，饮由脾胃所生。人离不开水，但也会因为水受到伤害。

以上讲的是单独一个位置出现正弦脉，而其他部位基本正常的情况。临床应用还要根据具体情况进行分析。

2. 气弦脉

弦脉总论曾提到，人处于怒而不发的状态下，管路压力会增大，管路交换会被"气"梗住，从而导致弦脉的出现。我们不妨借用《神农本草经》的说法，把这种"气梗住"的状态称之为"结气"，把这种状态下的弦脉，称之为"气弦脉"。

我们可以想象一下一个人暴怒之下血管怒张、青筋暴露的情形，对应的是循环管路内压力增大的状态。

那么气弦脉脉图我们表示如下：

如图 65 所示，我们用两个箭头表示脉气力量为正常水平，那么图中三个箭头表示的是脉气偏盛，按之有力量感，箭头上的横线表示管路内的压力舒发不畅。

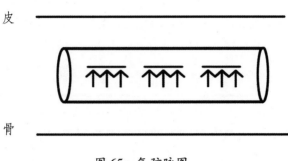

图 65　气弦脉图

〉〉〉：气弦脉

这个气弦脉手下的感觉具体是怎样的呢？

我们手指按在脉皮上有弦脉的直长感觉。手指向脉的里面按感觉脉气的时候，手指下感觉有力，但是不滑、不正弦、不实，手指向脉管中央按的时候，感觉有股气将手指顶开，就像一个生气的人拒绝别人的靠近一样。

气弦脉代表的是气盛而郁。当气弦脉出现在浮位的时候，我们可以用一些花叶类的理气药物组合治疗，如紫苏叶、紫苏梗、橘叶、青皮、陈皮、薄荷、玫瑰花等；当气弦脉出现在中部或者沉部的时候，我们可以选择用四逆散治疗。

临床上气弦脉多见于关脉，并且关脉会比其他部位的脉偏大。

3. 弦弱脉

我们讲了怒而气盛的气弦脉。对应的，就必然有压抑、紧张而气弱的一种弦脉，我们把这种弦脉称之为弦弱脉。

常常可以见到一类病人，他们体质偏弱，性格偏柔，经常忍气吞声，有气憋在心里不能爆发出来。这样经常处于紧张和防御的状态下，可以想象管路循环也是处于内收绷紧的状态。这种状态反映到脉象上来就是弦弱脉。

因为情绪的"郁"，管路和组织之间的微循环收紧，使得管路压力增大。可以这么理解，弦弱脉相对于气弦脉，气弦脉是管路输出端增强导致的管路压力增大，弦弱脉是管路输入端增强导致的管路压力增大。

我们用图 66 表示弦弱脉，向下的箭头和箭头下的横线，表示管路受到输入性压力。

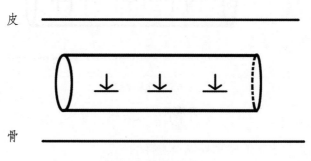

皮

骨

图 66　弦弱脉图

↓：弦弱脉

弦弱脉手上的感觉是怎样的呢？这个脉象比较简单，就是脉形弦，脉气弱。手指接触到脉的时候，是弦直的，手指向脉里按的时候，感觉到的脉气是疲弱的，而没有气弦脉那种顶指的感觉。当脉象以弦弱脉为主导时，处方上我通常会以逍遥散为主。

4. 弦盛有力脉

这种脉，脉形弦，脉气盛。相对于气弦脉来说，弦盛有力脉脉气更加有力，不同于气弦脉要按到脉的中间才能感觉到顶手，这种脉浮、中、沉取都顶指有力，属于脏腑辨证中的肝经实热证，是气弦脉进一步发展加重，气郁极而热的表现。

弦盛有力脉脉象如图 67。

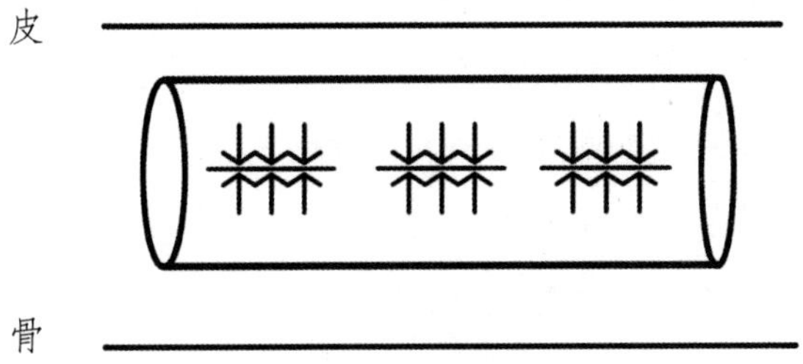

图 67　弦盛有力脉图

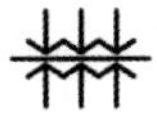

＃＃＃：弦盛有力

我们用病案来说明这种脉象的临床应用。

患者，男性，32 岁。因"右眼突发疼痛、有异物感"来诊。右眼内侧结膜可见块状出血点，口苦，烦躁，小便黄。双关脉弦而大，按之力量充满顶指，其余部位脉象细，左寸脉细且不畅。

弦大有力，结合口苦、小便黄，这是肝火内盛。强盛的肝火，循经而走，自然会从肝胆经络薄弱之处宣泄而出，因而导致眼结膜出血。眼睛结膜这个血络薄弱之处首先发病，短期内牺牲了自己，保证了其他部位的安全。眼结膜出血至少比脑内血管出血好多了。

处方以龙胆泻肝汤为主，抓住木火炽盛的这个大矛盾。其他的加加减减，只是小技巧，无伤大雅。方如下：

何首乌 20g	白蒺藜 12g	麻黄 3g	桑叶 10g
大黄 10g	益母草 20g	龙胆草 3g	山栀子 10g
车前子 15g	木通 10g	黄芩 10g	桂枝 3g
当归 10g	生地黄 15g	泽泻 15g	生甘草 10g
柴胡 15g			

3 剂。

2 天后电话随访，各症好转，出血块散开吸收。

5. 弦亢脉

弦亢脉在临床上是一种非常特殊的脉象。

这种脉象是怎样的呢？

如图 68，这种脉象的特点是越是浮取，脉的力量越强，用手指轻轻接触到脉皮的时候，能感觉到亢盛有力，但是当手指继续按下去的时候，亢盛有力的感觉就逐渐地变弱了，越按越弱，按到底的时候就感觉到虚弱无力了。这种脉象就是我们平时所说的弦亢脉。因为这种脉象涉及了浮沉的对比，所以就没有办法用管路模型来解释了。

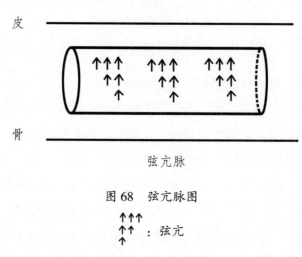

弦亢脉

图 68　弦亢脉图

↑↑↑
↑↑　: 弦亢
↑

这种脉象反映了什么样的病机呢？

这种脉象通常比较大，"脉大为劳"，体现了虚损不足的一面；脉浮取有力，沉取虚弱，体现了里虚阳气浮越的一面；脉浮取弦，说明有郁的一面。这种脉象从脏腑辨证的角度来说，就是"肝木疏泄太过"。究其原因，还是因为在里的津液不足，血分濡润不够，肝木因而枯燥，肝木一旦枯燥，就会出现疏泄失职。因虚热而出现气泄太过，同时又因为枯涩，导致舒展不及，因而产生了这种弦亢的特殊脉象。

这种脉象从六经辨证的角度看，就是虚劳证中的少阳阳明病，就是虚劳证兼有少阳的结气和燥热。这种患者一方面因燥结而烦热不已，口干，眼干，尿黄，烦躁，寐差易醒，黏膜、皮肤干燥，下唇干红；另一方面因为虚劳不足而怕风怕冷，手脚容易冷。体虚则易兼有反复的痰饮证；气结则容易兼有反复的四逆散证；血少而热，日久又容易兼血瘀证。这些特点就导致疾病容易反反复复，治疗起来真是相当磨人。

这种病证的治疗，除了根据具体的症状、体征选用处方以外，关键是要补足在里的津液。只要在里的津液一补足，则虚热可平，肝气可舒，症状就能减轻。补在里的津液，最常用的方子就是肾气丸（或者六味地黄丸）以及五子衍宗丸。在临床上，可以看到一些情绪暴躁的患者，用了肾气丸加五子衍宗丸以后，不但症状减轻，连脾气都变得好了很多。

我们用案例来说明这种脉象在临床上的应用。

患者，女性，60岁。因"下肢后侧一条牵拉样痛"就诊。患者双下肢从脚跟向腰尾部牵拉样痛，站立时明显，躺下减轻，休息可减轻，睡眠、二便正常。脉诊双关脉弦亢，双尺脉沉细。

脉证结合，这是津液不足，筋失所养，故而出现筋抽痛，具体在症状上就是脚跟痛连及腰腿部。

患者胃纳可，脾胃消化功能尚好。因此直接用六味地黄丸补津液，用芍药甘草汤泻肝气。《黄帝内经》有云：肝欲散……食辛以补之，食酸以泄之。故芍药之酸苦可泻肝木疏泄太过之气，配甘草则可缓其急，加酸枣仁补肝，加金铃子散清肝热。具体处方如下：

枸杞子 20g	川牛膝 15g	生地黄 30g	怀山药 30g
山茱萸 24g	牡丹皮 10g	泽泻 10g	茯苓 20g
白芍 24g	炙甘草 10g	酸枣仁 12g	肉苁蓉 8g
川楝子 8g	玄胡索 8g		

5剂。

二诊时，患者脚跟痛基本没有了，只有走路多了还有一点点痛。脉象上右关脉的弦亢之象减轻，相对于左关略显的弱些。

右关脉之弱体现了素有脾虚的体质，遵守《金匮要略》"见肝之病，知肝传脾，当先实脾"的原则，于原方中加理中汤补土气，则甘缓之气自生，肝气既减，去金铃子散，因其寒泄与脾虚、肾虚均不相宜。

6. 弦滑脉

弦滑脉多见于痰气结。

我们用病案来说明这个脉象。

一个50多岁的婆婆，双下肢膝盖以下麻木不适，脉诊双手脉显得细涩不畅，舌质淡偏暗。这是气血不足，兼有气滞血瘀。治疗用张锡纯的效灵活络丹加黄芪桂枝五物汤、四逆散等。处方如下：

丹参 15g	当归 12g	乳香 5g	黄芪 20g
桂枝 12g	白芍 12g	大枣 10g	生姜 10g
川牛膝 15g	鸡血藤 15g	细辛 2g	佛手 10g
柴胡 12g	枳壳 12g	香附 10g	代代花 10g
香橼 10g	玫瑰花 10g	没药 5g	地龙 10g

5剂。

二诊时，患者说吃药2剂，脚就不麻了，但是左侧膝盖疼痛。我问她什么时候开始痛的，她说痛很长时间了，看的时候觉得脚麻严重，就没管，现在希望吃完这次药后把膝盖痛也顺便治疗。

我再把脉，发现脉象比原来已经有所改变。患者左手脉象仍沉细，右关脉却显得弦滑。这个弦滑脉是脉皮按上去弦，但是按到脉管中，脉气滑利如珠，脉象如图69。

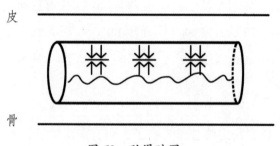

图 69　弦滑脉图

𓏸 + 〰 ：弦滑

左手脉细，提示血少，膝盖为筋之府，血少则缺乏濡养。右关弦滑，脉滑提示痰浊阻滞，气机不通故而脉弦。血少不濡，痰阻经络，故见膝盖疼痛。治疗用四物汤加黄芪桂枝五物汤加丹参、鸡血藤养血通络，用茯苓饮祛中焦痰浊。具体处方如下：

丹参 15g	当归 15g	黄芪 20g	桂枝 10g
白芍 20g	大枣 10g	生姜 10g	鸡血藤 15g
党参 15g	白术 14g	茯苓 15g	枳实 12g

杏仁 15g   半夏 10g   炙甘草 6g   生地黄 20g

木瓜 15g   川芎 12g

5 剂。

4 天后随诊，患者诉膝盖已经不痛了。

这个病案提示，局部弦滑脉，是痰浊阻塞，导致气机不通的表现。

为什么针对右关脉的弦滑，用茯苓饮而不用二陈汤呢？

如果是单纯的滑脉，用二陈汤当然合适。但是如果是弦滑脉的话，有弦脉的参与，说明有结气和停水的成分，那么茯苓饮中的茯苓、白术就针对了这个水饮，茯苓饮中的枳实就能针对这个结气，所以用茯苓饮就比二陈汤更为合适。

7. 弦亢而滑脉

这种脉象对应的证，从用脏腑辨证的角度来看，就是肝风夹痰证，临床也多见。

举个病案来说明。

一个 60 岁的女性患者，眩晕发作 2 周，睡觉时转身、站起或者躺下都会引发症状，发作时有旋转感，出汗多，无心悸，无口干苦，无头痛，无怕风怕冷，无烦躁，严重失眠，胃纳可，二便调。脉诊整体弦亢而滑，舌苔白偏厚，脉象如图 70。

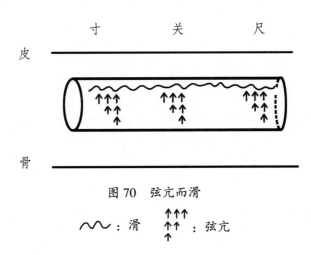

图 70 弦亢而滑

〰️：滑　　↑↑↑ ↑↑ ↑：弦亢

这种脉象，脉皮有弦直的感觉，在脉的表层，滑而有力，越往沉按，脉气越弱，且脉气的滑只是在脉的表层。这就表明，脉表层的有力，脉表层的滑，都和脉越沉越弱这个特征有关。这虚亢的气和痰都是因为里的虚弱导致的。根据对脉象的分析，处方如下：

生半夏 20g	白术 45g	天麻 15g	陈皮 15g
泽泻 60g	牡蛎 30g	阿胶 10g	茯苓 60g
生姜 20g	芡实 30g	熟附子 15g	白芍 25g

3 剂。

方用半夏白术天麻汤祛上浮的风痰，用张锡纯理痰汤思路针对内虚的痰证，用真武汤针对内虚导致的水证，用阿胶能迅速补充里分的津液。很多时候，阿胶也是治痰的良药。

患者服药后，就能睡眠了，睡觉、转身也不会头晕了，仅平时低头抬头的时候还会有轻微的头晕发作。

8. 弦紧脉

紧为寒，弦为饮。那么这个弦紧脉就是典型的寒兼饮的脉象了。我们将这个脉象留在方脉篇中的小青龙汤脉下进行讲述。

八、濡紧脉

一女性患者，30岁。因"反复双膝盖疼痛"就诊。现左侧膝盖稍肿、疼痛明显、发紧，难下蹲，走路及蹲下疼痛明显，平时出汗多，腹诊双侧胸胁下方冷，脉诊双关脉独大而濡紧滑，余脉沉细而实，舌淡白。

有人会问：脉象为什么会濡紧同时出现呢？当然会的。这就像痰和湿气经常会同时出现一样。

如图71、图72，濡紧脉外面一层比较松软，就是濡弱之意，提示湿气的存在；继续按下去，就变得充实紧滑了。这紧是一种什么感觉呢？感觉就像是按在了一团揉实的面团上一样，提示痰浊结聚的存在。而细实之脉，就是脉象细而充满，按下去缺乏弹性和空间。虽然细，但是却没有干燥枯涩的感觉。这种细实，就是寒实的表现了。

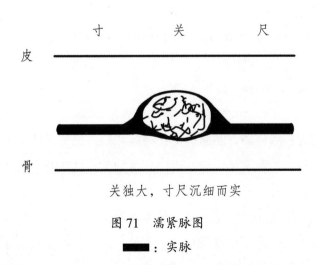

关独大，寸尺沉细而实

图71 濡紧脉图

■：实脉

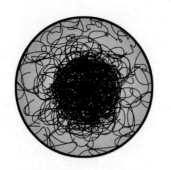

轻取松濡
按之不空
有软实感

关部形态横截面图

图 72　濡紧脉横截面图

处方用大剂量白术、附子，去中焦之寒湿，加半夏去中焦之痰。寒湿及痰浊中阻，比较常见，用药需要斟酌。如果濡多滑少，用白术、附子为主，半夏为辅助；如果滑多濡少，用二陈汤加平胃散，去中焦痰浊甚效。

脉沉细实，为寒为瘀，用当归四逆汤合吴茱萸汤、麻黄附子细辛汤加减，另加灵效活络丹。因为患者肌肉松软且汗多，膝关节略肿，故加防己黄芪汤。为什么不用白芍呢？因为脉无弦亢之意，故不用，以免制约桂枝、附子的力量。处方如下：

防己 20g	黄芪 45g	白术 30g	熟附子 20g
川牛膝 15g	乳香 6g	没药 6g	木瓜 15g
生姜 5 片	炙甘草 10g	肉桂 10g	半夏 10g
细辛 6g	桂枝 20g	麻黄 9g	大枣 15g
吴茱萸 6g	柴胡 10g		

5 剂。

患者吃完药后复诊，膝盖痛症状减轻，站久仍觉得膝盖发酸。因左脉相对右脉偏细，尺脉又细，故加当归、生地黄。这次吃完后，患者膝盖痛的症状就完全消失了。

临床上，膝盖痛很常见，本案是膝盖痛比较多见的一种证型。回想以前我治疗膝盖痛，知道用透骨草、威灵仙、仙鹤草等就以为什么膝盖痛用上都会好，后来发现不是的，再后来又看到去杖汤治疗膝盖痛，又以为捡到必杀技了。经过不断地实践后，才发现，唯有回归经典，才是正道。唯有《伤寒论》才是金标准，才能告诉你问题的本质。

就像本案，寒湿脉濡弱用甘草附子汤，其中白术、附子祛寒湿，桂枝将那药力打到四肢关节上，甘草制约附子的暴性，使得阳气冲发在心脏承受范围内。这就是经典告诉我们的大方向，将这个掌握了，以后凡是遇到脉证对应者，用之必效。

又如本案，脉之沉细而实者，结合症状、舌像，是寒瘀之实也，不用当归四逆汤，不用吴茱萸汤，不用麻黄附子细辛汤，疗效就出不来。

所以，把经典学好、用熟练，最终运用圆活，才有变化出灵巧的可能。这才是学习中医的正道。

九、浮脉

有的朋友可能会说："浮脉有什么好讲的？"

其实，这个看似简单的浮脉里面有些很重要的东西必须要讲清楚。越是基础的东西，越要扎实地掌握，才能在临床中不迷惑。

同时也是因为这个浮脉，有不少书籍中的描述不够清晰明确，容易让人产生误解，所以必须要将这些描述正确的讲解开来，让读者心中有数。

临床上，我们看到浮脉在位置上的表现大致有以下两种情况：①脉管比较靠近甚至紧贴在皮肤表皮下，如图73。这种情况，用手指轻轻地接触到皮肤，稍微一用力，即可以感觉到脉管的存在了。②脉管部分浮在皮肤表面之上，如图74。这种情况的浮脉，有时候光用眼睛看都能看到脉管浮出皮肤表面，有的甚至能看到脉管的搏动。

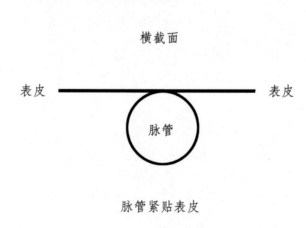

横截面

脉管紧贴表皮

图 73　浮脉在皮下

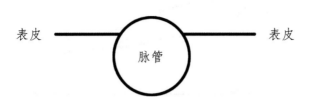

横截面

表皮　　　　　　　脉管　　　　　　　表皮

脉管部分浮在表皮之上

图 74　浮脉在皮上

需要注意的是，体型偏瘦的人，由于手腕上诊脉部位肌肉比较瘦薄，脉管往往就显得浮露。这时候需要结合具体情况分析，就不能单纯地当作浮脉来看待了。

总的地说，浮脉是一个表达脉的位置在表的说法。但是，当具体到临床应用的时候，情况就复杂很多了。临床上，浮脉都有哪些具体的区别，都有什么临床意义呢？

1. 正浮脉

《伤寒论》中太阳病的重要提纲性条文就有："太阳之为病，脉浮，头项强痛而恶寒。"张仲景此处所说的浮脉，和《伤寒论》其他很多处条文提到的浮脉是有区别的。这个条文所说的浮脉是气机趋表的体现，这个时候如果没有合并里虚证，那么就是使用解表法的时机。

我们姑且把这种表有邪里不虚的浮脉称之为正浮脉。正浮脉多见于寸部，或者三部同见。

下面我们结合图形来说明这个正浮脉的具体特征。

如图 75，寸部正浮脉的特点是在寸部轻取于皮下得脉，脉的位置相对稳定，脉管并不会随着手指逐渐用力下压而出现明显的下移，也就是说脉管的下方（脉底）是有支撑力的，而不是空虚的。这是正气外出抗邪而里气不虚的表现。

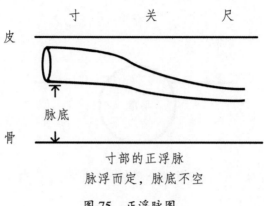

寸部的正浮脉
脉浮而定，脉底不空

图 75　正浮脉图

寸脉正浮紧就是典型的麻黄汤脉。这个在小孩子比较多见，比如下面这个病例。

一个 6 岁的小朋友，因为"鼻塞、流涕、有痰"来就诊，舌苔微黄腻。诊脉右寸脉为正浮紧脉，略弦，脉象如图 76。

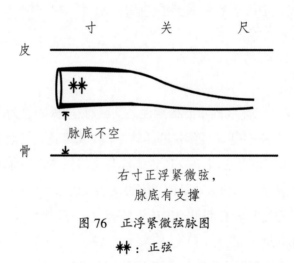

右寸正浮紧微弦，
脉底有支撑

图 76　正浮紧微弦脉图

✱✱：正弦

诊得这个脉，麻黄汤就当仁不让了。因为脉微弦有痰，且舌苔黄腻，断为痰热初结，因此加小陷胸汤。具体处方如下：

| 麻黄 6g | 杏仁 12g | 桂枝 9g | 炙甘草 6g |
| 全瓜蒌 15g | 冬瓜仁 12g | 半夏 9g | 黄连 2g |

3 剂。

如果三部脉都正浮紧，用葛根汤。寸部正浮紧按之滑有力，咳嗽为主用麻杏甘石汤，发热为主用大青龙汤。

2.虚浮脉

（1）虚劳纯虚证

这种脉的特点是浮而大，脉气濡弱，是里虚精气不固的表现，如图77。

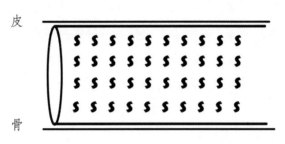

脉浮且大，脉气濡弱

图77　浮濡大脉图

S：缓弱无力

这个就是典型的虚劳证脉象。单纯虚劳不伴有其他邪气的虚劳证脉象就是这样浮大而濡弱。虚劳证脉象，张仲景在《金匮要略》里有比较明确的描述，如"男子平人，脉大为劳，极虚亦为劳。""男子面色薄者，主渴及亡血，卒喘悸，脉浮者，里虚也。""劳之为病，其脉浮大，手足烦，春夏剧，秋冬差，阴寒精自出，酸削不能行。"

因为虚劳里虚，气机把持收敛无力，表里均固护失职，精气因而外泄。表虚外泄，故而汗出多而恶风；里虚外泄，因而遗精、腹泻、腰腿酸软。脉浮，体现的是气机外泄；脉大，体现的是表里均虚、不固而泄；脉弱，体现的是虚的本质。

这种脉象就是使用桂枝汤类方，如桂枝汤、桂枝加龙骨牡蛎汤、小建中汤、黄芪建中汤等的最佳时机。桂枝汤中白芍味酸苦，有收敛之力，针对脉大外浮；桂枝辛温甘，有温补之力，针对脉弱无力。两者合用，就如紧握的拳头，能有力地把精气收回固敛。在临床上，我们可以反复地验证到使用桂枝汤为主的类方后，浮大濡弱的脉象会迅速地变小。同时，这也从另一个角度告诉我们，凡是以桂枝汤为主的方证，都应该符合脉浮大或者缓弱的特点。

我们上面讲的是单纯虚劳证不伴有其他邪气的情况。这种单纯虚劳证平时除了汗多、不耐劳累、劳累后容易喘悸、容易遗精等，其他就和正常人一样，是纯虚证。

临床上常见的纯虚劳证大致有持续轻度虚劳证和骤然过劳出现的虚劳证两种。后者多见于成人，前者多见于小儿。有人会感觉到不可思议，小孩子怎么会有虚劳证呢？实际上，小孩子的轻度持续虚劳证非常多见。一个是因为小孩子气血尚弱；第二个是小孩子经常会玩到过度疲劳而不自觉。临床上我经常可以看到以多汗、容易感冒、夜晚遗尿、大便容易干结等为主诉的小朋友。这个就是轻度的持续的小儿虚劳证。

下面我们以病例说明。

有一个小朋友，5岁，因为"经常鼻塞、流脓涕"来诊。患儿平时出汗很多，容易反复感冒。脉象上右寸脉明显的浮大而濡弱，右关则偏弦紧，左脉细，脉象如图78。

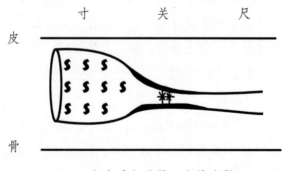

右寸浮大濡弱，右关弦紧

图78 寸浮濡大关弦脉图

S：缓弱无力　**※**：正弦

这个就是虚劳证伴太阴寒饮。因为虚劳，所以经常汗出、感冒；因为外感引动太阴的寒饮，所以经常鼻塞流涕发作。治疗用桂枝加龙骨牡蛎汤针对虚劳证，用肾着汤加白豆蔻、陈皮针对太阴的寒饮。具体处方如下：

黄芪 20g	天花粉 15g	白芷 10g	桂枝 12g
白芍 15g	大枣 15g	生姜 15g	炙甘草 8g
龙骨 15g	牡蛎 15g	白豆蔻 10g	陈皮 8g
干姜 10g	白术 10g	茯苓 10g	菟丝子 15g

5剂。

患者吃完5剂药后复诊，出汗明显减轻，痰涕减少，右寸脉也明显的变小变弦，不浮不大也无濡弱了，治疗上继续用桂枝龙骨牡蛎汤为主巩固。

（2）虚劳兼表邪

如前所言，单纯的太阳表证里不虚脉会浮，单纯的虚劳证脉也会浮。那么如果虚劳证同时又有太阳表证，情况会怎样呢？脉象将如何变化，临床如何处理呢？我们将一些常见的情况分别列举一下。

1）虚劳证兼太阳中风

根据《伤寒论》条文："太阳病，发热，汗出，恶风，脉缓者，名为中风。""太阳中风，阳浮而阴弱。阳浮者热自发，阴弱者汗自出。啬啬恶寒，淅淅恶风，翕翕发热，鼻鸣干呕者，桂枝汤主之。"我们认为这个条文讲的就是虚劳证患者感受风邪。其中，阳气外出抗邪，故而出现发热，即"阳浮者热自发"；邪气在表，水气微凝，故见"鼻鸣干呕"；"阴弱者汗自出"讲的就是虚劳证里虚表气不固。脉象还是一样的浮大缓弱，治疗就用桂枝汤原方。

2）虚劳证兼太阳伤寒

虚劳证病人感受风寒，当然不能因为有太阳风寒证就照搬使用麻黄汤。那究竟应该怎么处理呢？

我们来看张仲景《伤寒论》条文："太阳病，发热恶寒，热多寒少，脉微弱者，此无阳也，不可发汗。宜桂枝二越婢一汤。"

外感风寒，表气闭，里有郁热，本应用大青龙汤。但是这个人有虚劳体质，脉浮大而弱，不能直接使用大青龙发汗，那么办呢？张仲景使用桂枝二越婢一汤，非常巧妙地用两份桂枝汤来针对这个虚劳外感，加一份越婢汤来针对这个郁热。

如果虚劳证感受风寒，没有化热呢？那么就用桂枝二麻黄一汤。下面我们来看病例。

一个小朋友，7岁，因"感冒流涕发作"来诊。脉诊右手脉濡弱，左寸脉微弦。从右手脉濡弱可知该患儿是素有桂枝汤体质。从左寸脉微弦可知表受微寒，水气初凝。治疗用桂枝二麻黄一汤为主。处方如下：

麻黄 5g	杏仁 12g	桂枝 12g	大枣 10g
生姜 10g	炙甘草 6g	黄芪 15g	花粉 12g
陈皮 10g	防风 10g	葛根 10g	白芍 12g

3剂。

服药后家长反馈，孩子吃了1剂就基本好了。

当然这是比较轻的风寒证。如果是比较重的风寒兼饮证，气机趋表明显，里气空虚严重，那么脉象和治疗思路都会明显不同。

3）虚劳兼风寒重证

《脉诀》对浮脉描述为："浮脉法天，轻手可得，泛泛在上，如水漂木。"这个"如水漂木"非常形象地表达了浮脉的位置形态。但是作者没有进一步阐明这只是浮脉的一个特殊情况，而非浮脉的常态。

这种"如水漂木"的状态，提示气机欲外脱，此时固敛尚不及，当然不能贸然发汗。

那么应该怎样处理呢？

我们参考一下《伤寒论》类似条文："脉浮数者，法当汗出而愈。若下之，身重心悸者，不可发汗，当自汗出乃解。所以然者，尺中脉微，此里虚，须表里实，津液自和，便自汗出愈。"（49）"脉浮紧者，法当身疼痛，宜以汗解之。假令尺中迟者，不可发汗。何以知然，以荣气不足，血少故也。"（50）

其中，49条讲的应该是骤然过劳（与误用下法同义）导致虚劳证的严重风寒外感。这种情况，张仲景认为不能发汗，应当让患者通过休息，阳气恢复则有可能自愈。50条讲的应该是素有虚劳证的严重风寒外感。这个时候即使休息，阳气也不能很快恢复了。这种情况张仲景告诫不能发汗，但是没有说应该怎么处理。但是结合这两个条文分析，应当以温阳补虚固脱为法治疗，唯有正气恢复之后，才能考虑是否需要发汗祛除风寒。

"如水漂木"的脉象如图79。

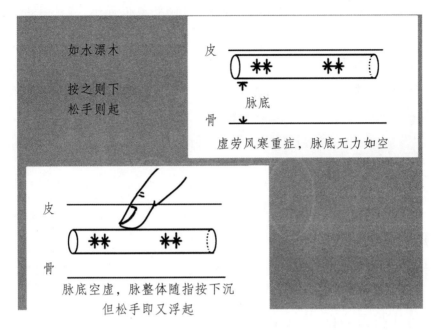

图 79　如水漂木图

这种"如水漂木"的脉象，临床偶尔可以碰到。我以前曾经治疗过一个类似病例，是一个痛风发作、脚踝肿痛的患者。该患者脉浮弦紧，按之则下，松手即起，尤其右尺脉明显。我当时用了解表化湿兼温阳的思路治疗。患者反馈吃药后疼痛无明显缓解，反而觉得疲累异常。现在回想起来，也许当时应该先用桂枝加龙骨牡蛎汤较好。

4）虚劳证兼太阴中风

《伤寒论》"太阴病，脉浮者，可发汗，宜桂枝汤"，讲的是虚劳证兼太阴中风，就是我们经常看到有的体质差的人稍微受点凉就会拉肚子，有点相当于西医所说的胃肠型感冒了。

也许有的人会问，太阴病腹泻，是虚寒水饮病，应该用理中汤、四逆汤之类温里化饮，为什么会用桂枝汤呢？

这里说的浮脉，当然应当指的是脉浮缓大，沉取弱而无紧、无弦、无滑。这种浮脉，提示了水饮形成与表病有关，同时更提示了机体排邪的通道是向表而不是向里的。这就告诉我们，治疗的思路应该解表，让邪从表出。所以应该选用桂枝汤。

人体有着非常神奇的自我调节功能，能够非常准确的选择排出邪气的方法。如果机体选择邪从表出，那当然会出现浮脉。如果机体选择邪从里出，那当然会出现沉脉。

所以，浮脉在临床上还可提示邪气欲从表解。比如，《伤寒论》条文："诸黄家，但利其小便，五苓散加茵陈蒿主之；假令脉浮，当以汗解者，宜桂枝加黄芪汤。"之所以选择发汗而不是利小便，是由于浮脉的存在给出的提示。由此可见脉诊在临床中的重要性。

5）虚劳兼血热

虚劳气津不足，如果同时出现血热，会是什么情况呢？气津少则濡润乏力而易燥，火遇燥则炎烈，即所谓"阴不涵阳""水浅不藏龙"也。无津水以制约血热，则血热上炎，必为燥风之热，就是我们平时所说的"虚热""肝经风热""血热生风"。

这种情况的脉象，就是前面基础篇中讲的"弦芤脉"。

6）虚劳兼血燥兼风寒湿痹

虚劳兼血燥的患者感受风寒湿气，痹阻日久，这在临床上也是比较常见的。《金匮要略》条文有："少阴，脉浮而弱，弱则血不足，浮则为风，风血相搏，即疼痛如掣。"这里的"弱则血不足"指的就是虚劳之弱，"血不足"暗含有血不足以濡润之意。

这种病证脉象和虚劳兼血燥的虚芤脉象基本类似。两者不同的是：虚芤脉多见于双关，而此证多三部同见；虚芤脉脉皮多弦，此证脉皮要么微紧厚，要么菲薄如纸。

此证脉皮微紧厚者，治疗侧重于发汗。脉皮薄者，不宜发汗。两者治疗均须兼顾养津液，处方可参考独活寄生汤。

3. 气分实热脉

我们来看《伤寒论》条文："阳明病，脉浮而紧者，必潮热，发作有时，但浮者，必盗汗出。""阳明病，脉浮而紧，咽燥口苦，腹满而喘，发热汗出，不恶寒反恶热，身重。若发汗则躁，心愦愦反谵语。若加温针，必怵惕烦躁不得眠。若下之，则胃中空虚，客气动膈，心中懊侬，舌上苔者，栀子豉汤主之。"

阳明气分的实热，热盛当然会向表透发，因此出现浮脉。这种浮脉的特点是大而有力，按之不虚，浮沉均有力，脉气往往显得滑盛，如图80。

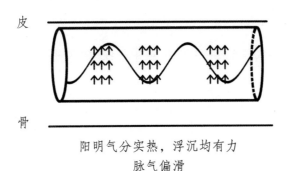

阳明气分实热，浮沉均有力
脉气偏滑

图80　浮大有力脉图

这种脉象提示热盛同时正气未伤，治疗起来比较简单容易，单纯清热就可以收到疗效。

综合上述，我们就知道浮脉大致分为正浮脉、虚浮脉、气分实热脉三种情况。把握这个大原则，临床就会心中有数了。

十、沉脉

简单地说，沉脉就是指脉的位置相对较深。脉接近于骨，甚至在骨平面之下，如图 81、图 82。

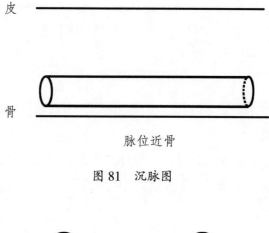

脉位近骨

图 81　沉脉图

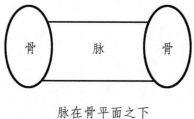

脉在骨平面之下

图 82　沉脉横截面图

临床上，有些比较瘦、皮肤肌肉比较薄弱的患者，脉管会显得比较凸露，就比较难以判断是否为沉脉。这时候，就需要根据骨平面来做出判断，凡是脉接近骨平面或者在骨平面之下的就是沉脉。

沉脉在临床上常见于以下几种。

1. 中气虚陷

张锡纯在《医学衷中参西录》中提出大气下陷的观念。张锡纯认为大气下陷是由于骤然的劳力或者暴怒等导致中气耗伤，气机随之下陷，并提出了用升陷汤为基础方治疗。这是中气耗伤但是没有伴随邪气，纯虚无邪的一种临床情况。

张锡纯对升陷汤的阐述非常精到，相关论述如下：治胸中大气下陷，气短不足以息；或努力呼吸，有似乎喘；或者气息将停，危在顷刻。其兼证，或寒热往来，或咽干作渴，或满闷怔忡，或神昏健忘，种种病状，诚难悉数。其脉象沉迟微弱，关前尤甚。

张锡纯前辈非常明确地指明了大气下陷的脉象特征：整体沉弱，寸脉相对更加明显。这就是气虚下陷，不能支撑，纯虚无邪的病症了。

下面我们看病例。

患者，男性，36岁。因为"咳嗽反复"就诊。之前的医生开的是止嗽散，效果不明显，后来找我诊治。患者咳嗽在走路的时候加重，伴有严重口干、大便溏稀，脉象整体沉，左脉细右脉弱，舌底偏红。

脉诊上，右脉沉弱符合气虚下陷的特征。症状上更是典型，咳嗽走路明显，这是因为走路耗伤胸中大气，所以必须用力咳嗽一下把气提上来。口干、便溏都是清气不升的表现。

治疗上就用了张锡纯的升陷汤。因为患者舌底红，说明存在着气郁化热。气机下陷日久，就会产生郁热，这种情况在临床上比较常见。我想这也是张锡纯在升陷汤中加知母的原因之一吧。我在处方中还加了一味生地黄，现在看起来，似乎有点画蛇添足了。具体处方如下：

柴胡 15g	桂枝 6g	桔梗 10g	黄芪 20g
升麻 6g	葛根 30g	当归 12g	党参 25g
白术 20g	炙甘草 10g	桑寄生 30g	知母 10g
泽泻 15g	生地黄 20g		

5剂。

患者服药后复诊，效果明显。原方不变，再吃一次就基本好了。治疗咳嗽而不用所谓的止咳药，这体现的就是中医辨证论治的本质。

2. 正虚邪陷

人体机能需要气的维持。当气虚弱的时候，功能就会变弱。平素水饮痰浊不重的人，出现中气下陷的时候可能就是以虚弱为主要表现，也即是前面讲的大气下陷证。但是平素水湿痰饮重的人，中气一旦受伤，这痰饮立马就会显露为患。我本人也是素有脾虚水盛。记得以前在上班的时候，有一天由于病人太多，过于劳累，到中午的时候突然觉得头晕冒冷汗，胸口喉咙间莫名地出现大量的痰，痰浊呼噜噜的响，直往咽喉冒，我赶紧躺下休息了好一会才慢慢好转。这就是因为中气受伤太过，原来就存在的那些痰水需要这个中气来维持运转，现在中气突然变少，这个痰水无以维系，顿时就会变为痰浊邪气上冲导致发病。

还记得有一次饮食不慎，晚上吃了冰箱拿出来没热的药，顿时出现腹痛腹泻，开始的时候腹泻便黏，肛门灼热。我想起之前吃过不少煎炸油腻食物，现在中气受伤后，胃肠就没有力量去运化这些油炸黏腻的食物，只能"趁热"排出了。可见，人体正气，不仅能化寒，还能制热。所以，那些脾胃虚弱的人，总是一吃煎炸就上火，一吃寒凉就腹痛、腹泻，就是这个道理。对于这次腹泻，我开始并没有放在心上。没想到第二天腹泻加重，日数十行，纯稀水不黏，肛门无热，伴腹痛、腹胀、肠鸣、嗳气频频，并有胸胁胀，憋闷欲死的感觉。我就顿时理解了《伤寒论》甘草泻心汤所言："伤寒中风，医反下之，其人下利日数十行，谷不化，腹中雷鸣，心下痞鞕而满，干呕，心烦不得安，医见心下痞，谓病不尽，复下之，其痞益甚，此非结热，但以胃中虚，客气上逆，故使鞕也，甘草泻心汤主之。"同时也理解为什么有的冠心病患者会以胃胀痛为表现，为什么有的冠心病患者可以从太阴病论治，用泻心汤、理中汤等治疗有效。病情变化成这样，我感觉撑不住了，于是煮了一副甘草泻心汤。煮药过程中，那种甘辣的味道，闻着都觉得舒服。药汤下肚，觉得舒适无比，所有症状立马减轻。第二天症状就基本好了，没有再喝药。这次发病，使我完整地理解到了从初受邪气的葛根芩连汤证到中气进一步受伤、邪气内陷的甘草泻心汤证的完整演变过程。同时，我也深刻地理解到，人体疾病的发生实在是外邪和身体内因相互作用的结果，不同身体状态，会导致不同的病症和转归。

下面举个病例。

患者，男，45岁，因"左脚突然红肿疼痛"前来就诊。患者诉发病前曾献血，献血后随即出现大便黏，而后晚上朋友聚餐吃了不少虾蟹，又不慎着凉，随即发病。来诊时症见：怕冷，左脚面脚踝红肿，疼痛剧烈，不能行走，舌苔白腻，舌质淡。脉象沉弦紧而有力，如图83。

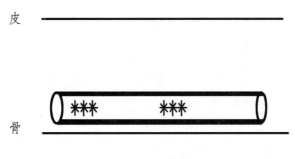

图83 沉弦紧脉图

***：弦有力

沉为中气受伤，邪气内陷；紧为风寒；弦为水饮。脉有力一方面反映邪气之盛，一方面提示正气尚能抗邪。这个就是脉证相符了，治疗上就不难。如果是脉浮弦紧，按之空虚，那可就麻烦了。本案是献血后正气受损，中气不能维系，水湿顿时泛滥，故而出现大便黏。在这个时候，饮食不注意，又受寒，就导致了疾病的发生。所以，献血当然是好事，但也不是什么人都适合，至少在冬季和身体状态不佳的时候，是不能贸然献血的。

处方上用鸡鸣散去针对这冲逆的水浊，用桂枝芍药知母汤祛风寒饮兼顾养营血（因为献血后营伤血少饮盛的矛盾突出）。具体处方如下：

泽兰 15g	萆薢 15g	木瓜 15g	川牛膝 15g
槟榔 10g	吴茱萸 6g	紫苏叶 15g	桔梗 15g
桂枝 15g	白芍 15g	麻黄 9g	生姜 15g

白术 30g	知母 15g	防风 15g	熟附子 15g
陈皮 12g	木香 12g	炙甘草 10g	当归 12g

3剂。

复诊时，患者疼痛不明显了，可以走路，但是用不上力气，右三部脉沉弦有力的状态出现了转变。右寸脉出现弱，这是水浊冲逆减轻，正虚的本质显露。右关弦有力，结合舌苔白厚腻，这是中焦的痰浊。故处方去鸡鸣散，用桂枝芍药知母汤针对风寒水湿，用槟榔、草果、豆蔻、紫苏叶针对这中焦的痰湿结聚。具体处方如下：

泽兰 15g	萆薢 15g	川牛膝 15g	木瓜 15g
紫苏叶 15g	桔梗 10g	桂枝 15g	白芍 15g
麻黄 9g	生姜 15g	白术 20g	知母 15g
防风 15g	熟附子 15g	木香 10g	炙甘草 10g
当归 12g	槟榔 10g	草果 10g	豆蔻 10g
苍术 15g	黄芪 20g		

3剂。

再吃3剂，患者反馈症状基本消失。

正虚邪气内陷在临床中非常多见。感受外邪后吃了冷饮，自己吃了不对证的所谓清热解毒的药物，吹了空调，使用药物不当导致过度发汗或者过伤阳气等等都可以导致正气受损邪气内陷。《伤寒论》中，因治疗不当，导致津气耗伤、邪气随之内陷的条文比比皆是。

3. 气郁在里

气郁在里临床上常见的是四逆散证。脉象以左关脉或者双侧关脉沉取得气弦脉为主要特征。

下面举个病例说明。

患者，女性，37岁。因"停经约半年"来诊。患者是因为持续大量吃了一段时间的正品藏红花后出现停经的，已不止半年。诊得左关脉沉弦有力，其余偏细弱，腹诊左侧胸胁肌肉紧张，压痛明显，脉象如图84。

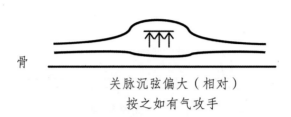

寸　　　关　　　尺

皮

骨

关脉沉弦偏大（相对）

按之如有气攻手

图 84　关沉气弦图

这个患者我有时候用十六味流气饮，有时候用四逆散加桂枝茯苓丸和归脾汤，几次治疗后患者月经就来了，但是色黑量少，仍有时候会衍期一个月以上。后来我选择用疏肝汤为主，如下：

柴胡 20g	当归 20g	桃仁 15g	白芍 15g
川芎 15g	枳壳 15g	青皮 10g	黄连 3g
红花 6g	菟丝子 15g	肉苁蓉 10g	沙苑子 20g

5 剂。

患者反馈这个方效果更加好。现在回想，这其中，离不开四逆散的作用。值得一提的是，患者因为过量服用藏红花导致闭经，治疗的时候这个效果更好的方里面还是含有红花，可见过于活血导致出血，出血导致瘀血，最终还是要活血来解决问题。

4. 里的邪气阻闭

当里有瘀血、痰水、燥结等邪气阻闭的时候，气机被牵制不能外舒，脉就会沉。这种情况和气虚邪陷需要区别。前者是因为里的实邪导致气机不升因而脉沉，将里的实邪祛除，脉即可变得舒缓而不沉。后者同样有里邪，但是还同时伴有中气虚陷，有面少华、疲倦少力、怕冷等不足的症状，治疗的时候，需要谨慎使用攻下之法且需要兼顾补气。

下面来举个病例说明。

患者因为月经后期来诊，伴有小便频、热、黄，尿中有血块。脉沉滑有力，如图85。

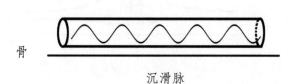

皮

骨

沉滑脉

图85　沉滑脉图

～～：滑利

这是膀胱湿热郁结，伤及血分的膀胱蓄水并蓄血证，加上脉沉滑，这就是脉证相合，治疗就很清楚了。我选择了桃核承气汤加猪苓汤加减。其中还加了一个当归贝母苦参丸，现在看来恐怕是多余的。具体处方如下：

桃仁 15g　　　大黄 12g　　　芒硝 15g　　　桂枝 10g

炙甘草 8g　　　茯苓 12g　　　鸡矢藤 15g　　白茅根 15g

阿胶 6g　　　　滑石 15g　　　当归 12g　　　浙贝母 12g

苦参 5g　　　　苍术 10g　　　干姜 6g　　　　川芎 10g

5 剂。

患者服药后，月经很快就来潮了，其他各种症状也随之消失。

临床上，沉脉还有其他情况。沉正弦脉，为水气在里，根据情况选用苓桂术甘汤、五苓散、真武汤、附子汤等。沉濡脉，用术附汤为主加减。沉涩脉，用抵挡汤、桃核承气汤等加减。沉弦细实脉，用当归四逆汤加减。沉细紧脉，用麻黄附子细辛汤。

十一、如何上下对比分析脉象

这里说的上下是寸脉和尺脉的相对而言。寸脉相对尺脉为上，尺脉相对寸脉为下。

细心的朋友可能会发现，脉象在上下对比、左右对比、浮沉对比时，会出现差别比较大的情况。这种对比的差异，有些是具有临床意义的。

掌握这些差异，对于我们辨证处方很有帮助。

下面我们就具体地分析一下如何上下对比分析脉象。

正常脉象应该是从寸脉到关脉到尺脉略微倾斜，寸部相对尺部略微浮起一点，三部脉脉气力量均匀，如图86。

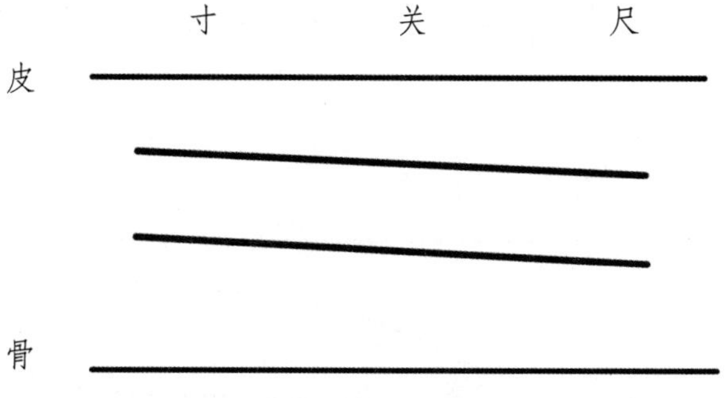

图86　正常脉势图

一、寸下陷

如果出现寸脉相对关尺偏沉，脉气上弱下强，即寸相对关尺弱或者寸关相对尺弱，如图87。此脉象多提示气郁在下，上升舒展不足。

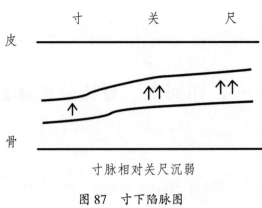

寸脉相对关尺沉弱

图 87　寸下陷脉图

↑：脉气弱　↑↑：脉气正常

如果是单纯的寸脉沉弱，用益气聪明汤甚好。但是在临床上多兼杂其他证型，表现复杂多样。

下面我们用病例来说明。

1. 寸沉关尺正常（上焦气虚，邪气内陷）

患者，男性，40 岁。平素有头痛病史。本次因"头痛发作伴胸闷"来诊。来时面色少华，疲累。诊得双寸脉均沉正弦，关尺脉基本正常，脉如图 88。

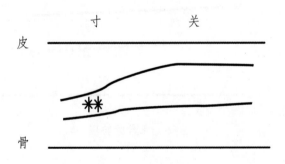

图 88　寸沉正弦脉图

＊＊：正弦

有人会觉得奇怪。前面说的不是寸脉沉弱的情况吗？这个案例明明是寸脉沉正弦，两者明显不一样啊。

关于这个问题，我们要从病机上来分析。患者这种情况应该是在本有寸脉沉弱、上焦气不足的基础上的一个伤寒变证，属于水饮内陷型。这个水饮证的正弦脉把这个寸脉的弱给掩盖掉了，是患者面色少华而疲累提示了气虚的存在。我们治疗上就用苓桂术甘汤和益气聪明汤加减组方。其中，苓桂术甘汤是针对这个寸脉的正弦，益气聪明汤是针对这个寸脉独沉且面色少华、疲累。如果患者表现得神气充足，那么这个益气聪明汤的使用就要斟酌一下了。具体处方如下：

茯苓 30g	白术 15g	桂枝 15g	炙甘草 10g
黄芪 30g	柴胡 15g	升麻 10g	葛根 15g
蔓荆子 20g	党参 15g	大枣 15g	生姜 15g
全虫 2g			

5剂。

患者服药后头痛和胸闷都很快缓解了。

单纯的寸脉沉弱，用益气聪明汤就可以了，而这个案例是兼有水饮下陷。同样的，兼瘀血、兼痰等都是临床常常可以看到的，治疗思路也是一样的。你得有气虚存在的证据，才是使用益气聪明汤的时机。

2. 寸沉弱关弦尺大（大气下陷伴气郁不升）

如果出现寸脉下沉同时力量较关尺弱，而关尺脉也偏弱，则多是张锡纯所说的大气下陷。脉整体沉弱也是大气下陷。

大气下陷常常可以见于突然劳力过度、手术创伤、暴怒后等，症状可以表现为怕冷、胸闷、心慌、咳嗽等。

大气下陷型的咳嗽临床上并不少见。我个人治疗过好多例这种证型的咳嗽。患者除了有脉象上的特征以外，症状上也十分具有特征性。这个特征就是说话多就要咳嗽一会，走路急了也会引起咳嗽。有的患者会在大气下陷的同时兼有少阳结气气郁不升，如下例。

患者，女性，27岁。子宫内膜息肉切除术术后出现疲惫和怕冷，表现为虚弱无力，一天到晚都想睡觉不想动，伴有腰酸肩膀酸、小腹胀而冷，说话都有气无力的。脉象寸沉弱无力，关大虚尺，尺沉细涩，如图89。

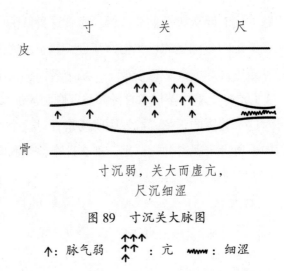

寸沉弱，关大而虚亢，
尺沉细涩

图 89　寸沉关大脉图

↑：脉气弱　↑↑↑：亢　〰〰〰：细涩

患者手术损耗正气，导致大气下陷，同时兼有少阳气结、血分郁热导致的虚亢，并有少腹寒瘀，治疗用张锡纯升陷汤，加四逆散、桂枝茯苓丸加减。具体处方如下：

黄芪 30g	柴胡 10g	枳壳 10g	桑寄生 15g
白芍 15g	炙甘草 6g	党参 12g	桂枝 10g
牡丹皮 10g	白头翁 6g	山栀子 6g	鸡内金 8g
山茱萸 20g	生地黄 20g	麻黄 3g	

5 剂。

患者服药后疲倦无力的状态很快就改善了。

3. 寸沉关尺弦亢（气郁不升）

大气下陷和气郁不升两者的区别在哪里呢？前者寸脉沉弱且关尺脉也偏弱，提示气虚为主要矛盾。后者主要是寸脉沉，相对关尺弱，关尺脉可以正常不弱，甚至很强盛，提示了以气郁在下升发不足为主要矛盾。在症状特点上，前者往往会表现出虚弱疲劳，说话都有气无力，后者可能一天到晚说累，但是说话声音却饱满有力。

那么，问题来了，气郁在下日久是会生变的。最终会发生什么样的变化呢？

答案就是气郁久则化热，明白这一点，就知道了升陷汤（黄芪、知母、柴胡、桔梗、升麻）和益气聪明汤（黄芪、甘草、人参、升麻、葛根、蔓荆子、芍药、黄柏）的区别了。

气郁化热日久就会伤津血，就容易产生虚亢。少阳结气和轻度的虚亢同时存在的话，患者就会产生一种情绪不安定、不知道如何是好的感觉。这就相当于西医说的轻度的抑郁证了。

下面我们用病案举例说明。

有一女性患者曾经因为月经异常、崩漏反复在医院长期调理，本次来的主要目的是调理身体。患者平素时有焦躁不安，不知如何是好的感觉。现症还有胃纳差，小腹坠胀而冷，小便频，说话声音高亢，滔滔不绝。诊脉双手寸偏沉，关脉弦亢偏大，尺脉沉取细偏涩，脉如图90。

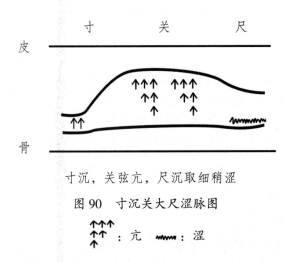

寸沉，关弦亢，尺沉取细稍涩

图90 寸沉关大尺涩脉图

↑↑↑
↑↑↑ ：亢　wwww：涩
↑

大家会发现这个脉象和前面那个大气下陷病案的脉象非常的像。确实很相似，大气下陷案例的脉象相对偏弱、偏沉，寸脉更弱，其他基本一致。所以她们的体质基本是一样的。

那么这个关脉的弦虚亢提示了肝气疏泄太过，寸脉下沉提示了肝气舒发不足，用彭子益前辈的话说就是甲木太过，乙木不及。

在治疗方案上，针对这种又郁结、又虚亢的状态选用四逆散加甘麦大枣汤。尺脉沉细，水少则无以制木燥，故用桂附地黄丸。虚亢脉提示肝气疏泄太过，故而小便频，用乌梅收敛之。寸脉沉为气郁不升，用川芎、葛根、丹参、天麻疏发之。临床证明，这种治疗方法，看上去平平无常，但却十分有效。患者虽然有寸脉沉，但说话声音高亢，滔滔不绝，说明以气郁不舒为主要矛盾，故无须加益气聪明汤或升陷汤等，具体处方如下：

川芎 15g	丹参 15g	牡蛎 20g	柴胡 15g
枳壳 15g	怀山药 24g	熟地黄 24g	山茱萸 20g
牡丹皮 10g	泽泻 10g	天麻 10g	葛根 15g
浮小麦 30g	大枣 15g	炙甘草 10g	乌梅 24g
肉桂 5g	熟附子 6g		

5 剂。

患者服药后反馈各种症状减轻，人也觉得很舒服，但因月经不规律，故要求调理月经。患者处于月经期，月经期当然顺势祛郁气瘀血，令血燥、血瘀随月经排去，则瘀去新生。血生则燥减，肝得血养，这种肝郁虚亢的状态才能根本改变。

4. 三部沉细弱（气陷邪气阻隔）

气郁和水饮互结是抑郁症形成的病因之一。寒湿水饮阻滞，压抑阳气，肝阳不升，就是典型的纯阴性的抑郁症。患者表现为寒重、痰饮重、水气重，没有生机活力。治疗上，轻症用柴胡加龙骨牡蛎汤、五苓散等，重症用四逆汤加三生饮。

下面我们看看病例。

这是一个焦虑症患者。患者平素焦虑惊恐不安，心慌心跳，长期依靠抗焦虑药和安眠药才能睡眠，否则就会整夜无法入眠而焦躁、恐慌欲死。患者双手脉沉细极弱，脉象如图91。舌苔白偏厚，舌中线有一条厚而白秽浊之气，随舌伸展而隐，随舌收缩而现。

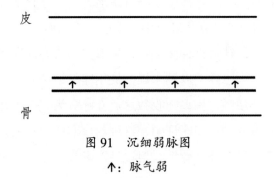

图 91　沉细弱脉图

↑：脉气弱

综合分析，这是阳气虚弱，痰浊内陷，蒙蔽厥阴心包经。恐慌、焦虑、失眠、头晕、眼睛胀，这些都是水气冲逆导致的结果。治疗上，用三生饮加四逆汤针对寒浊痰饮，用奔豚汤降冲逆之气，加栀豉汤、左金丸。让患者先吃 1 剂，如果没有不良反应再继续吃 5 剂。具体处方如下：

半夏 10g	胆南星 6g	木香 10g	熟附子 10g
川乌 6g	干姜 10g	当归 12g	川芎 12g
白芍 15g	葛根 15g	黄芩 8g	桑白皮 10g
淡豆豉 10g	栀子 8g	白术 15g	吴茱萸 6g
黄连 10g	乌梅 15g		

6 剂。

患者服用上药 6 剂复诊，诉头晕眼睛胀缓解，焦虑症状也减轻，仍痰多，经常想吐口水，经常梦见死人。患者诉平时如果感冒的话，就会有非常多的吐不完的绿色脓痰。这些症状提示有很深、很重的寒痰水饮。

而后这个患者陆续调理，方用三生饮加四逆汤加桂枝加龙骨牡蛎汤为主，症状时有反复，最后患者就吃西药没有再复诊了。

这个患者是个环卫工人，她年轻的时候跟老公大吵了一架，既怕又怒，大怒之下自己出来打工，后来就逐渐出现了这个疾病。

我回想分析这个案例。患者感冒就出现脓痰而不是稀痰、泡沫痰，提示了存在着血分的燥热，加上同时有这么严重的焦虑和失眠，那么患者应该有黄连阿胶汤证；同时患者因大怒致病，必然产生瘀血，那么应该同时还有抵挡汤证；患者痰浊蒙蔽心包经深重，也是安宫牛黄丸的适用证；寒饮浊气是三生饮加四逆汤的适应证。这些都集中在一个人身上了！当然，更确切的病机还有待临床摸索验证。

类似这种水饮重同时存在血燥的抑郁症、焦虑症该怎么治疗呢？

曾经治疗过这样的患者，因为一次针灸治疗，医生放血拔罐后出现症状。表现为慌乱恐惧不安，整天悲伤欲流泪，尤其一个人独处的时候，就会不自觉流泪，就会有很重的想自杀的念头。我在治疗上先后使用了甘麦大枣汤、黄连阿胶汤，之后以桂枝龙骨牡蛎汤为主。患者坚持治疗了大约 1 年，达到了完全康复。因为治疗时间长，这个案例就没有办法列举出来了。

5. 寸沉关弱尺弦（中气虚水饮停）

临床上，中气虚久则水饮不化。这时就会出现中气虚兼水饮证。

下面我们看病例。

患者，男性，38岁。夜醒，时有心慌心跳，站起头晕，时有眼睛痛，有慢性乙肝病史。脉象右寸关弱，寸脉沉，其余均弦，如图92。

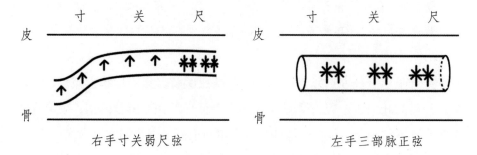

寸　关　尺

皮

骨

右手寸关弱尺弦

寸　关　尺

皮

骨

左手三部脉正弦

图 92　左弦右弱脉图

↑：脉气弱　　✳：正弦

这从六经辨证上就是太阴气虚导致的水饮证。患者各个症状都是因为饮盛血少导致，而根本原因还在于太阴气虚和少阳气结。治疗方案我选择使用理中汤、当归芍药散、柴胡桂枝干姜汤加减，如下：

党参 15g	白术 15g	干姜 10g	炙甘草 6g
柴胡 15g	黄芪 20g	桑寄生 15g	桂枝 12g
当归 10g	川芎 10g	白芍 15g	泽泻 20g
茯苓 15g	花粉 15g	牡蛎 20g	夜交藤 20g
黄芩 6g	生地黄 15g		

5剂。

患者服药后症状基本消除。

这个证型临床非常多见，常常见于肝炎轻症的患者。有水饮，有郁气，血分的燥结不明显，这种情况治疗上使用理中汤、当归芍药散、柴胡汤类方加减治疗，效果都挺不错。

6. 寸关沉弱，尺弦有力（下焦湿热，中气不升）

中气虚日久会导致水气沉在下焦化为水饮浊气。水饮郁久会化为下焦湿热，使气郁下焦，中气更难以上升。

下面我们来看看病例。

患者，男性，39岁。反复低热数月不愈来诊，伴小便黄有泡沫。诊得脉整体弦，寸脉沉，尺脉偏浮偏大，相对寸关有力，如图93。

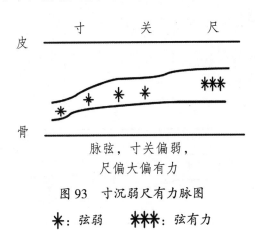

脉弦，寸关偏弱，
尺偏大偏有力

图93　寸沉弱尺有力脉图

✳：弦弱　　✳✳✳：弦有力

初诊的时候，我在判断证型上出现了失误，诊为下焦的虚热和少阳的结气。处方使用知柏地黄丸针对下焦虚热，用小柴胡汤针对少阳结气。导致这样的失误，是因为简单地把脉象割裂开来分析，只是看到了尺脉的浮和强，看到了脉的弦，而没有把握寸沉弱尺强这个整体特点，就自然没有能够发现气郁在下这个特征。初诊处方如下：

生地黄 24g	怀山药 30g	山茱萸 24g	牡丹皮 12g
茯苓 30g	泽泻 20g	黄柏 10g	知母 10g
地骨皮 12g	柴胡 18g	黄芩 8g	党参 12g
半夏 10g	龙骨 15g	牡蛎 15g	桂枝 3g

5剂。

几天后患者复诊，仍有低热，于是我修改处方如下：

| 黄柏 10g | 肉桂 3g | 知母 12g | 滑石 15g |
| 生甘草 8g | 钩藤 15g | 茯苓 12g | 白术 12g |

| 川芎 10g | 当归 10g | 柴胡 10g | 人参 6g |

| 牡丹皮 10g | 黄芪 20g | 生地黄 15g |

5剂。

患者症状没有缓解，我在辨证上进行了反思。此证是中气虚气郁不升并有下焦湿热，治疗上用滋肾丸加六一散针对下焦湿热，用抑肝散针对气郁，用补中益气汤针对中气虚。患者服药后告知，低热痊愈。

二、寸上越

如果寸脉相对关尺偏浮，脉气上强下弱，如图94，则此脉象多提示气逆在上，下降收敛不足。

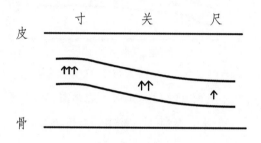

图94 寸上越图

↑↑↑：脉气过盛　**↑↑**：脉气正常　**↑**：脉气弱

这种脉象出现，治疗的大方向就要以收敛降逆为主，而不可以升提发散为主，举例如下：

患者，男性，69岁。素有痰浊壅盛，因为劳累之后出现头晕手抖，走路不稳。脉象上越弦大而尺脉沉细弱，如图95。

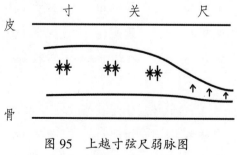

图95 上越寸弦尺弱脉图

✳✳：正弦　**↑**：脉气弱

这是上焦痰盛，阻滞血脉，下焦气虚，固摄无力，这种情况在临床上老人常见。因为里气虚固摄无力，水气上冲导致头晕手抖。治疗上用苓桂术甘汤加真武汤加倪海厦的通心脉的思路，治疗效果很好。处方用苓桂术甘汤针对寸脉的弦；用真武汤针对尺脉的弱；因为虚寒重，因此去白芍，改生姜为干姜；加龙骨、牡蛎、芡实固摄气机。具体处方如下：

半夏 10g　　熟附子 20g　　干姜 15g　　茯苓 45g

白术 30g　　桂枝 30g　　炙甘草 15g　　芡实 30g

龙骨 30g　　牡蛎 30g

5 剂。

这个患者通过治疗，症状很快就控制住了。

以上基本概述了脉象上下对比的各种情况，将这一大类脉象的特征掌握好，对临床是很有帮助的。

十二、脉象的掩盖现象

我们讲脉诊的应用，是因为脉诊在临床上可以为判定病证提供相当多的帮助。

但是，即使你脉诊极为熟练、精准度极高，也不可以放弃问诊、望诊、和腹诊，而仅仅凭脉诊来诊病。

为什么呢？

有的时候脉诊并不能完全地反映机体的状况。因为会存在强的脉形将弱的脉形掩盖掉、强的脉气将弱的脉气掩盖掉的情况。我们姑且把这种情况称之为脉象的掩盖现象。

回想我们年轻的时候，把脉完毕，患者问："医生，我的身体怎样啊？"答："你身体很好啊，你看你的脉跳得那么有力。"那么肯定的语气，真是无知者无畏啊！

我们要知道，唯有脉气和缓从容，不大不小，不迟不数，脉皮柔和，方为正常脉象。当今社会，完全正常的脉象相当少见，几乎万不见一。

脉象的掩盖现象概括起来有如下四种情况。

1. 当正虚而邪盛的时候，正虚往往就会被掩盖掉。

脉气太过强或者太过弱，都是不正常的状态。脉气盛，往往是邪气盛的表现；脉气弱往往是正气虚的表现。

比如我们常常看到的右关弦有力的脉象，这多是中焦的水饮结或者气结导致，有时候还可以伴有血燥导致的虚亢。通过治疗，患者病情逐渐好转，我们就会发现右关脉会由弦有力变得缓弱，变得柔和，如图96。这就是邪气祛除之后，露出了正虚的本质。

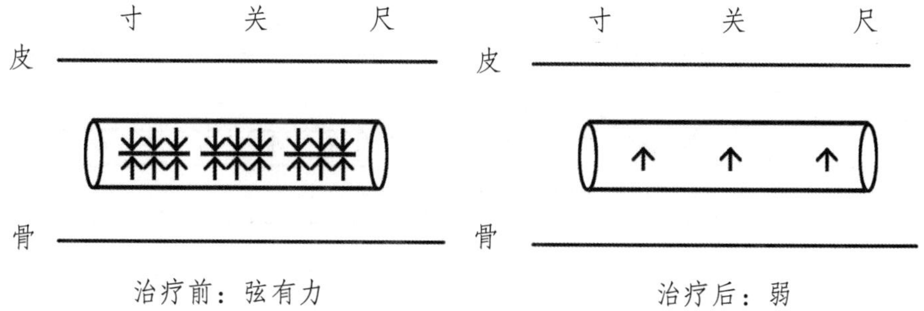

皮	寸　关　尺

治疗前：弦有力　　治疗后：弱

图 96　弦有力治疗对比图

　　而这个时候才是调补脾胃的最好时机。否则，补益只会使得脾胃的结气更加壅塞，就会适得其反，这就是所谓"虚不受补"的真相。真正的纯虚证怎么可能不受补呢？

　　又比如，风寒湿痹证的痛风患者，脉浮取紧厚，按之有力，当治疗把这风寒湿祛除以后，患者尺脉往往就会显出沉而濡弱的真相来了。这个时候患者继续治疗，用大剂量的白术、附子，一段时间后，就会发现尺脉变得细弱了，这就是湿气尽去，气血不足的本脉显露。

　　而那些肝病中血痹、血虚、水饮盛共存的病证，更是脉弦劲有力，按之弹指。这种病证，血分瘀痹的真相在脉象上完全被掩盖掉了。这样的病证，水与血之间的沟通转化受阻明显，血分就时常会有燥热上浮，脉就浮亢。水不能转化入血分，脉就弦有力。如果不从症状、体征上来识得肝的病变，怎么可能知道这个病机。不识病机，如果光从脉象弦亢有力上来诊治，不处理血分的瘀痹，而凭脉浮亢祛虚热，凭脉弦有力祛水气，这样，即使用药技术再娴熟，也只能一时缓解症状，而不能治到根本。

　　还有现在经常可以看到的小孩子左关脉的变化。当少阳郁、有痰热的时候，左关就显得滑大有力，小朋友就脾气不好。当用小柴胡汤将这个痰热祛除以后，再把脉就会发现整个左手脉都变细变缓了，如图 97。这就是痰热邪气祛除，露出了血少易燥的本质。现在大部分小朋友都存在左脉偏细的情况。为什么呢？一个是妈妈怀孕期间用眼睛过度，母亲怀孕期间的生活起居对胎儿的体质形成有很大影响。第二个是小朋友平时用眼睛过度。

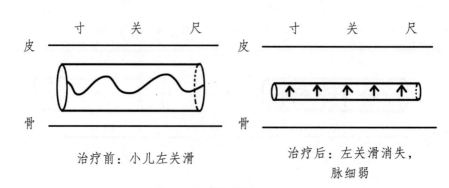

治疗前：小儿左关滑

治疗后：左关滑消失，脉细弱

图 97　左关滑治疗对比图

　　这些经验就告诉我们一个规律，脉象单独偏大、偏有力的部位，通常提示了邪气的情况。我们平时所说的"独处藏奸"，"脉大为邪"就是这个道理。相反的，脉象偏弱、偏小的部位，通常提示正气的情况。

2. 在里的瘀血证常常会被掩盖掉

　　在里的瘀血证，脉象应该显得沉细涩，但是当这个瘀血没有合并血燥的时候，这个涩脉就会缺乏力度。沉细无力的涩脉在合并其他脉象的时候，往往会轻而易举地被掩盖掉。这就是很多患者明明有瘀血的症状和体征，却没有明显涩脉的原因。

　　曾治疗一个久泻多年右关脉弱无力的患者，用温补脾胃无效，后检查腹部按压有刺痛，于是参考王清任经验用膈下逐瘀汤取效。

3. 季节气候对表里证的影响

　　这一种掩盖现象，在春夏会显得更加明显，而在秋冬季则影响不大。为什么呢？因为春夏人体气机偏于在外，秋冬人体气机偏于在里。气在里，脉就偏沉，在里的瘀血证就容易在脉象上显露出来。

　　下面举例说明。

　　2018年12月1号，这几天广州、深圳天气骤然变冷，但是相对还暖和，一件长袖完全没问题。就诊的患者，男性，42岁，很久以前有一段时间找我治疗多汗，服药有一定效果，但是总是反复。这次患者是因为肩膀痛发作来看的。诊脉左脉细，右脉沉濡弱，脉象如图98。舌淡白水滑。

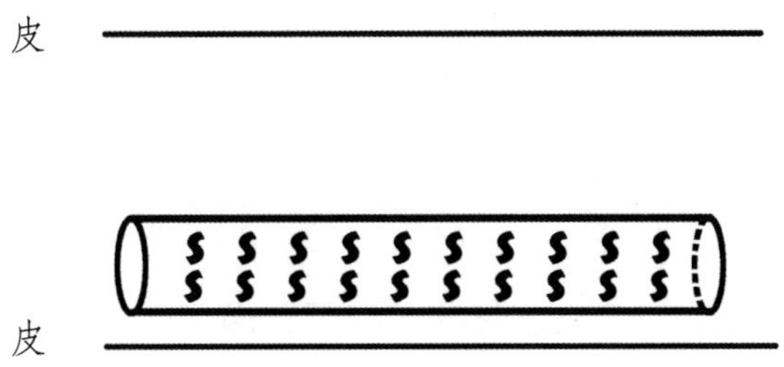

皮 ————————————————————————

图 98　右脉沉濡图

S：缓弱无力

脉沉濡弱，突然的肩膀痛，加上左脉细，当然首选桂枝芍药知母汤，加黄芪，取黄芪芍药桂枝汤之意。具体处方如下：

桂枝 15g　　　白芍 12g　　　麻黄 9g　　　生姜 15g

白术 20g　　　知母 12g　　　防风 15g　　　熟附子 15g

炙甘草 10g　　黄芪 20g

3 剂。

3 剂后，患者微信反馈肩膀仍然痛，还没有明显好转。我想想用方大方向无误，故加一味五味子以代替苦酒，补全黄芪芍药桂枝汤之意。

过几天患者复诊，肩膀不痛了，要求调理出汗的老毛病，诉上半身及头部受热以及吃热的东西就会出汗不已，伴有腰酸。复诊这天是 2018 年12 月 8 号，天气骤然变冷，我已经穿上棉衣加羽绒了，患者就诊把脉，脉象顿时和以往不同，脉更偏沉更细，且双关脉都显现出涩偏实不通畅的情况，脉象如图 99。

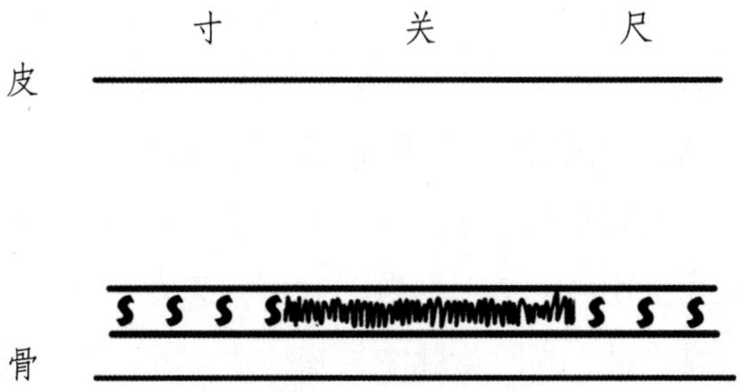

寸　　　　关　　　　尺

皮 ————————————————————————

图 99　关脉涩滞图

S：缓弱无力　　　**~~~**：涩

我顿时领悟，这是中焦瘀阻，水气不能下行。这个汗出是在阳虚、表虚，津液不固的情况下，还兼有中焦瘀阻，水血交换在中焦受阻。难怪这么的反复。

这个患者以前在夏天找我看过，主症是出汗多。夏季脉气外浮，当然这个在里的瘀血证在脉象上就被掩盖掉了，加之患者肥胖肉厚，腹部按之也没有明显的刺痛不适，腹诊也检查不出瘀血证来。而现在天气温度骤然下降，脉也跟随季节气温变化突然下沉，这在里的瘀滞，就顿时显露出来了。就像那鱼塘水位一变浅，里面的大鱼就无处藏身了。

于是在原来思路上加当归四逆汤和张锡纯活络效灵丹，祛除在里的寒瘀，针对这种天冷顿显关脉涩滞的脉象。患者吃药后反馈出汗多就明显好转了。具体处方如下：

黄芪 30g	五味子 10g	桂枝 15g	细辛 3g
当归 10g	白芍 15g	乳香 5g	没药 5g
茜草 10g	杜仲 20g	山茱萸 20g	白术 20g
熟附子 9g			

5 剂。

不久前我在一个有胃癌家族病史的患者身上也看到了这种关脉沉涩实不畅的脉象，那个患者是以腹部时时悸动气冲、血压升高为主诉，用大剂量当归四逆汤加四逆汤取效。

冬季脉沉，隐藏在里的寒瘀等都会容易显露出来。所以，冬季也是诊治这类阴寒阴实证的最佳时候。当然，那些素有血燥的患者，也就更容易发病。冬天就是有的人浑身燥热，烦躁不能眠。因此啊，冬天的时候这血分的寒、血分的热、血分的瘀都显露出来了。黄连阿胶汤、当归四逆汤、吴茱萸汤等这些方子的使用机会顿时就多了起来。

冬季脉变沉，里病显露。这在很多患者身上都可以得到印证。

比如下面这个 2018 年 12 月 9 号的病例。患者，女性，30 岁，以前以口干苦为主诉来看诊过，当时诊脉左关弦、寸偏沉，用的是张锡纯的思路，疏肝健脾升阳活血，如柴胡、白术、黄芪、乳香、没药等药。

这次天气骤冷，她是因为"失眠 1 周"就诊，伴有口干苦、胃纳差、大便硬。脉象浮取不足，沉取涩数，左关浮弱沉涩，脉象如图100。舌淡白。

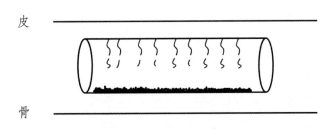

图 100　浮弱沉涩脉图
S：缓弱无力　〰〰〰：涩

左关脉沉涩，这是在这个冬季天气骤冷才出现的，以往给她看病，从来没有发现这个沉涩的脉象。这样子，对张锡纯的处方中使用乳香、没药的原因就很清楚了，这是血分的微微燥热和少阳的结气互结为患。清楚这个病机以后，我就用生地黄、茜草、牡丹皮代替了乳香、没药，去处理血分的瘀和微燥；用小柴胡去处理这少阳的结气，其中，人参正好处理表气的不足和干燥。具体处方如下：

柴胡 15g	人参 6g	姜半夏 10g	赤芍 10g
大枣 10g	生姜 10g	炙甘草 6g	生地黄 15g
茜草 10g	牡丹皮 6g		

5 剂。

患者后来反馈服药后睡眠好极了。

秋冬季节里证、阴证容易显露，而春夏季节里证、阴证容易被掩盖。同样的，春夏气机出阳出表，伴随水湿升腾，表位、阳位的机体缺陷受到冲击，就会显示矛盾，在脉象上相对冬季就更容易体现出这个缺陷来。都说"春夏养阳"，其实春夏就是给你调养机体阳位缺陷的时机。

比如，表虚的桂枝汤证，在小孩最多见，表现为脉濡缓而大，容易汗出，容易感冒。而容易出汗这个症状，一到秋冬天气变冷，就会明显的缓解，甚至消失。脉象到了秋冬，濡软大的脉象也会变得不明显了。

但是，你也不能因为患者冬季表虚的机体缺陷没有表现出来就断定患者没有表虚证，并且，即使患者素有表虚证，到了冬季，也不是治疗的最合适时机，至少，以"汗出恶风，脉缓"为使用指征的桂枝汤是不适合用的了。

所以，我们就知道，春夏治"阳病"，秋冬治疗"阴病"，这就是恰如其分了。

4. 负担过重，气不足而数，气虚被数脉掩盖

在常规的脉诊经验里，数脉通常表示的是热像。实际在临床上，数脉更多是气虚的表现。

血分燥热的数脉，涩数有力；气分实热的数脉，滑数有力；阳明里实的热证，数而沉滑有力。上面几种情况的数脉，都不会非常的数。如果脉象太过数，达到了6至或者以上，并且脉不柔和，脉硬弹指或者无力，这些都是气虚的表现。为什么呢？就像一个人负重爬楼梯一样，到了极限要休息的时候，他就会感觉到心跳极度快像要脱出来一样；或者想象一下，一个平时体质虚弱的人，突然经历大量的体力劳动，一定是心跳加快，气喘不已。这些都是因为身体无法支撑过量的消耗导致心跳过快。

一个人如果气不足，机体又或因痰浊过重或因正气抗邪等，导致心脏输出过大，那么就会出现极数且不柔和的脉象。

关于这个问题，张锡纯在《医学衷中参西录》里面讲的最清楚，他的处理方法就是用大量的黄芪加知母，或者大剂量的黄芪加天花粉。

举个案例。

患者，男性，69岁。因"出汗多"就诊。患者动则汗出不已，伴气喘胸闷，脉极数，弦而不柔和。这是骤然气虚，无力推动心肺的痰水导致的脉数。处方用大剂量的黄芪加四逆汤及苓桂术甘汤加茯苓饮思路。具体处方如下：

黄芪 80g	桃仁 12g	半夏 10g	熟附子 15g
干姜 12g	茯苓 20g	白术 15g	桂枝 15g
炙甘草 15g	川芎 15g	党参 15g	乌梅 20g

枳实 12g   知母 20g   山茱萸 20g

3 剂。

后来患者家属反馈，服药以后，患者脉象很快就稳定下来，出汗也明显减轻。

综合以上，我们平时诊病，怎么可以仅仅凭脉诊就下结论呢？

下篇

方脉篇

通过临床实践，我们发现，总会有一些比较典型的脉象，这种脉象总是对应某个方子，也可以说是见某脉则知用某方了。

对于中医学子来说，方证对应相信大家都很熟悉了。但是实际上，在临床中还有方脉对应、方与腹证对应、方与舌像对应。这些对应，有的就相当于个人经验了。这些临床极为有效的对应，每个人掌握的都不同，每个人都有擅长的一面和不足的一面。这些经验的发现和积累，往往来之不易。因此，大多都是不会轻易外传给别人的。如果大家对于这些对应都能熟悉地掌握，必能在临床中独当一面。

方证对应，已经有很多学者做了非常充分的工作。方与腹证的对应，日本学者已经将其继承并发扬光大，如《腹证奇览》一书。方脉对应相对论述得比较少。我希望能用自己微薄的力量，把我临床中的实践心得总结出来，列编有序，奉献给那些真正热爱中医的有缘人。

一、麻黄汤脉

这是我儿子的病案。我儿子 8 岁，没有特别不舒服，就是突然非常容易鼻塞流涕，反反复复，我也没有放在心上。有一天，他竟然主动跟我说要我给他开点中药喝，可能是他真觉得不舒服了，不然也不会主动要求喝药啊。刻下症见：微恶寒，时有鼻塞流涕，无发热头痛，胃口、二便、睡眠都好，口臭。把脉发现右寸脉浮紧，其余各部偏沉、偏紧，左关重按偏滑有力，脉象如图 101。舌苔黄腻。

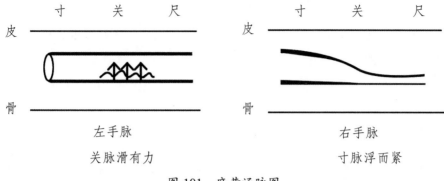

图 101　麻黄汤脉图

━━：紧　∿∿：滑　⋔⋔：有力

那么，这个右寸的浮紧，就是典型的麻黄汤脉象了。根据脉象总体情况以及舌象，处方如下：

麻黄 6g	桂枝 15g	杏仁 10g	炙甘草 10g
半夏 12g	党参 15g	干姜 10g	黄连 2g
黄芩 5g	大枣 10g	生姜 10g	柴胡 15g

3 剂。

根据右寸的浮紧，结合恶寒症状，麻黄汤证无疑；根据舌苔黄腻、口臭，选用半夏泻心汤，祛除中焦的湿热；根据左关沉滑有力，选用小柴胡汤。

喝了 2 天药，鼻塞流涕完全好了。但是第三天下午，他突然出现发热、疲倦、身重无力，连爬楼梯都没有力气，是我把他背上来的。把脉发现，脉象完全变了，一点紧的感觉也没有，原来右脉关尺紧而偏沉细，现在变得大而缓、略滑，脉气略显得弱，左脉基本正常。

这是怎么回事呢？这是因为身体里本来就有湿热，用了麻黄汤以后，将这表寒一解开，湿热就顺势发出来了。

为什么有湿热在脉象上没有能显示出来呢？这是因为风寒太重，脉象的紧，将这个本来应该出现的缓滑而弱的湿热脉象给掩盖住了。所以，我们在临床的时候，除了脉诊，舌象和体征也很重要。

因为脉象总体还缓和，就没有做任何处理。他洗了澡，睡了一觉，第二天就完全好了，以后也没有再反复鼻塞流涕。

那么反思一下这个案例。为什么用了半夏泻心汤还是没能将这湿热压住呢？这是因为应该用的是龙胆泻肝汤，用方不对的缘故。

为什么说是要用龙胆泻肝汤呢？下面的案例将会分析这个问题。

二、龙胆泻肝汤脉

众所周知，龙胆泻肝汤是清湿热的一个处方。本方整体偏苦寒，但苦寒之中有生地黄、当归，能凉血，又能养血。由此我们可以发现临床上的一个规律，湿热重，湿热久，会伤血的。燥证和饮证总是同时出现，造成了疾病的复杂性。

正巧的是，上篇麻黄汤脉，讲的是我儿子的病例，这个龙胆泻肝汤讲的也是他，可以对比互参。

我儿子平素爱吃肉，无肉不欢，还爱吃各种乱七八糟的饮料。我多次批评，并强调要多吃青菜，不喝垃圾饮料。但是，他还是抓住机会就会叫他外公或者婆婆买给他。我也是很无奈。

很快，现实就开始给他教训了。他的脚不知道什么时候开始出现脚丫和脚底痒，伴有轻微肿，夜晚脚痒得厉害，经常夜里起来抓痒，抓的脚上都是血迹斑斑。开始我们也没放心上。我心里想，不让他吃点苦头，怎么能改掉这个爱喝垃圾饮料的习惯？他脚痒一直不好。他妈妈就从医院拿了激素类药膏给他外涂。但仅能轻微缓解，晚上还是不停地抓。

时间一长，他妈妈就向我诉苦了，经常晚上抓脚影响大家睡眠啊。于是又拿祛湿泡脚包给他泡脚，泡了好几天，好转不明显。那么只能吃药了。检查发现脚底板、脚指头多处皮损，色红，渗血，伴有轻微渗液，轻微肿。饮食正常，小便黄，口臭。左关脉沉按滑有力，右寸关缓偏大而滑，右寸脉脉气偏弱，右关下以及尺脉沉弦，如图102。舌苔黄腻，舌质偏红。

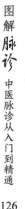
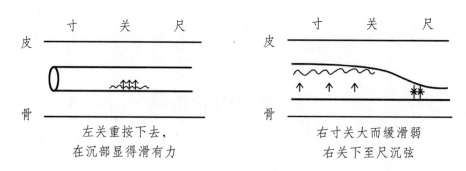

左关重按下去，
在沉部显得滑有力

右寸关大而缓滑弱
右关下至尺沉弦

图 102　龙胆泻肝汤脉图

〰：滑　⋀⋀⋀：有力　↑：弱　✹✹：正弦

那么，这左关脉的沉滑有力或者左关脉沉弦有力，就是典型的龙胆泻肝汤脉象了。右关脉的缓滑、口臭、小便黄也是湿热的表现。处方用龙胆泻肝汤为主，加杏仁、薏米，另外加附子理中丸。为什么要加附子理中丸呢？因为右寸关脉气弱，提示胃肠的力量不足。右尺部沉弦，提示有水饮下沉，考虑这个水饮下沉跟胃肠弱有关，所以我选择了附子理中丸。当然如果选用真武汤，也是合理的。具体处方如下：

龙胆草 6g	黄芩 10g	泽泻 20g	薏米 20g
党参 15g	车前子 15g	栀子 10g	柴胡 20g
紫苏叶 10g	干姜 10g	车前草 15g	当归 10g
炙甘草 10g	杏仁 10g	木通 10g	生地黄 15g
熟附子 10g	苍术 10g		

3 剂。

患者喝药当晚就没有抓痒了，3 剂喝完，皮损基本消失，只还余有一些淡红和少许干痂，达到目的就停药了。

关于这个龙胆泻肝汤，有前辈曾整理过症状要点，我顺便也写出来给大家参考。要点有：①目赤痛；②脉必左关尺弦劲；③小便黄赤有刺痛之象；④舌尖红绛。

从我们的临床实践来看，确实如果这四点都具备，无疑就是龙胆泻肝汤的菜了。但实际上也有不少患者症状不典型，这个时候，其实只要出现左关脉沉弦有力或者沉滑有力就可以了。当然，处方的时候还要根据其他具体情况加减。比如，像本案有胃肠气弱的就必须加上理中汤类方，否则，这龙胆泻肝汤的苦寒，伤了脾胃，药力就发挥不出来了。

　　同样是清少阳的湿热，那么这个龙胆泻肝汤与小柴胡汤加半夏泻心汤的合方有什么区别呢？区别就是后者为水热结于中焦，阻碍中焦气机运转，故多有脾胃症状或者大便异常。前者的湿热更加重、更加深，深入血分。所以，如果见有湿热重，伴有血分的燥热，比如本案的夜晚瘙痒发作，就是用龙胆泻肝汤才有效了。

三、葛根汤脉

《伤寒论》葛根汤条文："太阳病，项背强几几，无汗，恶风，葛根汤主之。"

从条文可知，葛根汤的主证是肩背僵硬疼痛，但是如果仅仅将葛根汤的应用局限于这个症状的话，未免大材小用，同时，临床上有的肩背僵硬疼痛也并非葛根汤能解决。因此掌握葛根汤的脉象特征，有助于我们在临床上更好地应用。

我们用案例来说明。

患者，女性，50 岁。因为"落枕"前来就诊。诉前几天一觉睡醒，发现肩膀、脖子硬紧疼痛，脖子和肩膀不能转动，动则剧痛无比，数日来症状没有缓解迹象，遂来就诊。双寸脉均偏沉，重按则正弦有力；右寸脉轻取显得紧厚；双关尺脉都偏沉细涩。右手脉如图 103。

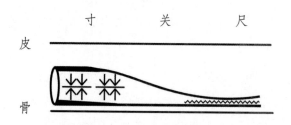

图 103　葛根汤脉图 1

茶茶：正弦　　**wwww**：涩

寸脉的沉正弦，是平素就有的水饮停留在上焦。关尺的沉细涩，是平素就有瘀血。右寸脉轻取紧厚，提示寒邪侵袭。患者是因为骤然感受风寒，导致肩背部水饮不得发泄，水饮逼迫，血脉不畅，故而痛极不能转侧。

治疗上我采用了葛根汤祛风寒，加上张锡纯活络效灵丹活血通络止痛，再用祛水饮合方（苓桂术甘汤合茯苓饮、张锡纯理饮汤），因为关脉不弱，故而不用党参。具体处方如下：

麻黄 12g	桂枝 15g	白芍 15g	大枣 12g
生姜 12g	炙甘草 6g	茯苓 20g	白术 15g
威灵仙 15g	乳香 6g	没药 6g	当归 10g
丹参 15g	葛根 20g	枳实 10g	桃仁 12g
大黄 5g			

5剂。

患者服药后第二天就感觉到疼痛明显缓解了。

其实这个案例的脉象并不是很典型，但也不妨碍我们解释。葛根汤脉应该是怎样？和麻黄汤怎么区别呢？

如图104，麻黄汤脉右寸浮紧独大，而葛根汤脉三部脉性质一致，轻按均紧。

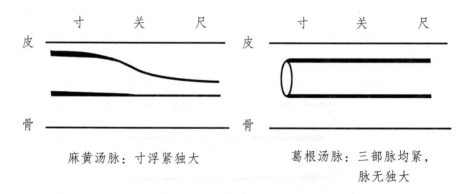

麻黄汤脉：寸浮紧独大　　　　葛根汤脉：三部脉均紧，
　　　　　　　　　　　　　　　　　　　　脉无独大

图 104　麻黄汤与葛根汤脉图

问题一：为什么两者脉象会有这样的区别呢？葛根汤证如何同麻黄汤证区别呢？

麻黄汤由麻黄、桂枝、杏仁、炙甘草组成。麻黄汤有杏仁无白芍，这杏仁针对的是上焦的郁气，故而麻黄汤证寸脉相对偏大。患者同时多有咳嗽，有痰胸闷气喘等症状。

葛根汤由麻黄、桂枝、白芍、大枣、生姜、炙甘草、葛根组成。葛根汤无杏仁，有白芍和桂枝相配。这是一个非常经典的配合，桂枝代表力量的输出，白芍代表力量的回流，这个组合是平衡地增强系统的功能。因此，针对的也是系统性的病变，也即是针对三部脉一致的病变。如果在脉象上，矛盾体现在寸、关、尺单独的一个部位的话，常常都不会桂枝和白芍两者同时、同等量使用。

《神农本草经》认为葛根："主消渴，身大热，呕吐，诸痹，起阴气，解诸毒。葛谷，主下利十岁已上。"葛根能生津，能针对身热、口燥。可见，葛根汤证相对麻黄汤证，两者都能针对表有风寒且有饮停的病证。麻黄汤证是单纯的风寒证，没有化热。所以民国伤寒医家恽铁樵提出麻黄汤证的一个辨证要点是口中和，就是说没有口干、口热，舌淡白而不红，这是很具临床实用性的。葛根汤证还可以治疗因津液不足导致的轻微的燥证，故而葛根汤证可以有口渴。在《经方实验录》中，就有风寒头痛伴有口燥用葛根汤治疗的案例。同时，头面部因为风寒侵袭，饮盛津微燥，导致面部肌肉痉挛跳动或者面肌瘫痪，也可以使用葛根汤。

问题二：如图105，如果是寸脉轻按紧而不独大，但是关尺不紧呢，是否还是葛根汤证呢？

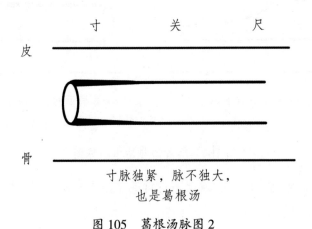

寸脉独紧，脉不独大，
也是葛根汤

图 105 葛根汤脉图 2

同样也是葛根汤脉，并且葛根用量宜加大，因为需要用葛根将这葛根汤的力量定在上焦肩背部位。

问题三：那本案明显右手三部脉不一样，为什么用葛根汤呢？

因为患者素有瘀血较重，瘀血产生的沉细涩脉，将这个关尺部本应该出现轻取紧而不细的脉象给掩盖掉了。所以，本案是在脉象结合症状特征的基础上得出使用葛根汤的判断的。

四、桂枝汤脉

《伤寒论》桂枝汤条:"太阳中风,阳浮而阴弱。阳浮者热自发,阴弱者汗自出。啬啬恶寒,淅淅恶风,翕翕发热,鼻鸣干呕者,桂枝汤主之。"

桂枝汤证的脉象是怎样的呢?我们用病例来说明。

一个小患者,8岁,因为咳嗽来诊。患者平时出汗多,经常感冒、咳嗽、痰多气喘促,去医院看就是雾化治疗,治疗几天后又会发作;夜晚睡觉磨牙声音非常大,父母说她在卧室睡觉,别人在客厅开很大声音看电视都能听到她的磨牙声音。诊脉发现患者右寸脉脉大,脉气濡弱,浮取的时候有一点点的紧,脉象如图106。

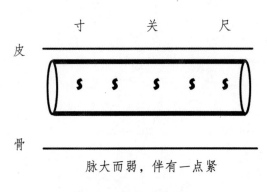

脉大而弱,伴有一点紧

图106 桂枝汤脉图1

S:缓弱无力

平时汗多,容易感冒,脉浮大而濡弱,符合桂枝汤脉证;脉浮取有轻微的紧,咳嗽痰多,睡觉磨牙,符合外寒内饮的小青龙汤证。因此,处方以桂枝汤为主,以小剂量的小青龙汤为辅。

如果本案没有浮取的紧,应该是桂枝加厚朴杏仁汤。这个案例相当于用小青龙汤代替了厚朴和杏仁。具体处方如下：

黄芪 15g	桂枝 15g	白芍 15g	炙甘草 10g
大枣 15g	生姜 15g	龙骨 15g	牡蛎 15g
天花粉 15g	皂角刺 10g	桃仁 10g	麻黄 6g
五味子 6g	干姜 9g	细辛 3g	姜半夏 10g

3 剂。

患者服药后咳嗽好转，夜晚睡觉磨牙也明显减少减轻。

当然，这个案例不是非常典型的桂枝汤脉，因为还伴有一点点的表的风寒。但是典型案例可遇不可求，只能将就了。

典型的桂枝汤脉应该是脉浮大，脉气缓弱，脉皮没有变厚的感觉，甚至有时候感觉不到脉的边界，如图107。

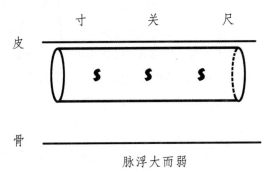

脉浮大而弱

图 107　桂枝汤脉图 2

S：缓弱无力

五、麻杏甘石汤脉

《伤寒论》："发汗后，不可更行桂枝汤。汗出而喘，无大热者，可与麻黄杏仁甘草石膏汤。""下后不可更行桂枝汤，若汗出而喘，无大热者，可与麻黄杏子甘草石膏汤。"

这个条文的大体意思是本桂枝汤证，结果过汗伤津，燥气以成，此时又下之伤阳，水饮则生，由此产生表证未除、又兼有饮热的证型。临床上多见于小孩子，平素体虚汗多，经常一时玩耍过度，汗出过多伤了津液，在这个时候又骤然吃冰冻寒凉饮食，或者是直接吹到空调，导致出现身痛、头痛、发热，同时伴有咳嗽、咽痛、痰黄的症状，这时候用麻杏甘石汤效果就很好。

那么麻杏甘石汤脉象特征是怎样的呢？

我们用病例来说明。

患者，女，5岁，因"流涕数日"前来就诊。患者无发热，无头痛，无口干苦，无鼻塞，流清涕偶有微黄，胃纳可，二便调，舌苔白水滑。诊脉双寸浮取紧，按之滑有力，关尺脉沉弦紧，脉象如图108。

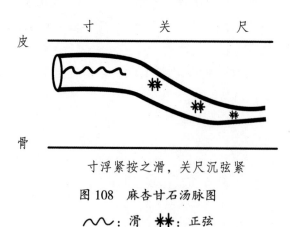

寸浮紧按之滑，关尺沉弦紧

图 108 麻杏甘石汤脉图

～～：滑 ✳：正弦

这个寸脉浮取紧，按之滑有力，就是麻杏甘石汤的脉象特征了。而关尺脉沉弦紧，怎么分析呢？这个紧，应当是外感风寒导致的，这个沉弦就是素有水饮，为真武汤脉。所以处方用麻杏甘石汤加真武汤，如下：

麻黄 10g   杏仁 15g   炙甘草 10g   石膏 20g

白术 12g   熟附子 10g   茯苓 15g   生姜 12g

白芍 12g

2 剂。

患者服药第二天出现轻微的流鼻血症状，然后就完全康复了。

这个病案从症状上看，没有发热，没有口干，没有黄痰，甚至舌苔都是白滑的，这种情况，如果光凭症状和舌象，很容易判断为麻黄汤证。但是患者脉象寸脉浮取紧，按之滑有力，提示已经有化热，可能是因为处在化热刚刚开始的阶段，所以症状还不典型。这也提示我们脉诊在临床中的重要性。

六、小青龙汤脉

《伤寒论》："伤寒表不解，心下有水气，干呕发热而咳，或渴，或利，或噎，或小便不利、少腹满，或喘者，小青龙汤主之。"

小青龙汤用于外有风寒内有痰饮的病证。临床上咳喘证用小青龙汤的机会比较多。这种咳喘的特点是咳痰色白有泡沫，淋雨或者游泳后症状加重，其人平素爱吹空调、爱喝冷饮、爱吃肉，但是最具特征性的是脉象。小青龙汤脉是最有特点又最容易掌握的脉象之一，临床上但凡见其脉，用其方则必有良效。

我们用病案来说明这个脉象的特点。

患者，8岁，反复咳嗽，多次中西医治疗无效，而来诊。前医予止嗽散为方加减两次，咳嗽无好转。现患者咳嗽，舌苔白偏厚，切脉双关浮弦紧，脉象如图109。

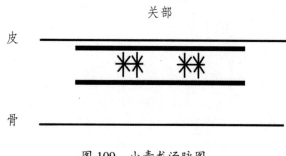

图 109　小青龙汤脉图

✳✳：正弦

这就是典型的小青龙汤脉。因为舌苔白厚，处方加了一些消积的药物，处方如下：

白芍 15g	干姜 8g	五味子 6g	麻黄 6g
炙甘草 6g	细辛 3g	半夏 10g	桂枝 10g
石膏 15g	神曲 10g	麦芽 10g	山楂 10g
鸡矢藤 20g	陈皮 6g	苍术 10g	

3 剂。

后其母亲告诉我，药只用了 1 剂，咳嗽即大减近痊愈。

临床上凡是双手出现浮弦紧之脉，无论是咳嗽，或者是其他各种症状，我都用小青龙汤加减治疗。当然，把脉不准，不是浮弦紧脉，用小青龙汤效果就不好。

曾治疗一顽固咳嗽患者，脉双关浮弦紧，而脉气无力，寸脉不足，用小青龙汤加人参和大剂量黄芪取效；曾治疗咳嗽患者，脉双关浮弦紧，而右寸脉浮紧沉滑，用小青龙汤加麻杏甘石汤取效；曾治疗胃胀痛多方求治多年均无效的患者，双手脉浮弦长而紧，取小建中汤之意于小青龙汤中加大桂枝、白芍用量，反复加减，最后补益肾精而治愈；曾治疗慢性鼻炎患者，双关尺浮弦紧，双寸沉力不足，用小青龙汤加补中益气汤取得良效。

七、理中汤脉

我们国家发展到今天，基本解决了温饱问题。人民群众不愁吃喝，脾胃应该都很好吧，但事实上，临床中我发现脾胃虚弱的人真是不少。

所谓"过犹不及"，经常的饥饿会损伤脾胃，但经常过饱同样也会损伤脾胃，加上现在饮食安全问题普遍的存在。因此，理中汤证在临床上挺常见的。

下面我们看看病例。

患者，男性，76岁。因为"大便干结多年"就诊。胃纳可，无口干口苦，小便清，小便偏多，大便干结不畅，双腿沉重，睡眠可。腹诊水分压痛。舌质淡，舌根部苔白。脉象上右关脉弱，但是寸脉和尺脉都偏弦、偏实，脉象如图110。

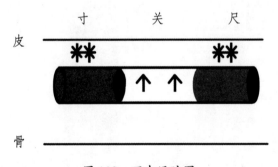

图 110　理中汤脉图

↑：关脉弱　✳✳：寸尺弦　■：实

这个关脉的独弱，就是典型的理中汤脉了。寸尺脉弦实，是因为中焦虚弱导致的水饮不化。这种特征的脉象在临床上还是非常多的，具有一定的代表性。

治疗上，就用理中汤针对这个关脉的弱，温中焦以祛水饮。为什么用理中汤来处理水饮呢？因为我们通过脉象特征，判断这个水饮是因为中焦虚弱导致的。水饮重，意味着血少，血少不濡，则大便干燥。饮重血少日久，会导致瘀血产生，腹诊水分压痛就是证据。因此用当归、桃仁、茜草、旋覆花、大血藤去瘀血，用肉苁蓉润燥。脉的弦实，提示有寒饮，但是我们也很难排除是否有结气同时存在的可能，因为老年人总是很容易有郁气。从这个角度，我加了四逆散，用以疏散气机，大便才容易畅行。因为有弦实脉的存在，因此去掉白芍，因为白芍的酸性和这个弦实的脉象不是很合拍。具体处方如下：

桃仁 15g	茜草 10g	党参 15g	白术 45g
黄芪 30g	干姜 10g	炙甘草 10g	柴胡 15g
当归 20g	肉苁蓉 20g	枳壳 15g	旋覆花 10g
大血藤 20g			

3 剂。

患者服药后反馈效果良好，大便日一行，通畅。

当然，这个患者如果用麻子仁丸也可能会有效，但是从脉象特征上来说，麻子仁丸没有照顾到关脉弱这个特点，因此是不适合的。

八、附子理中汤脉

脾胃虚寒属于一个常见的病机，在这个病机的基础上，可以演变出很多证型。

脾胃虚寒同时伴有瘀血就是其中一个。这个证型在爱吃水果、冷饮，容易生气的女性中尤其多见。

下面举个案例。

患者，女性，30岁，经常打嗝，早上起床有手胀满感，舌淡胖大。诊脉右关脉弱而紧，左脉细涩，脉象如图111。

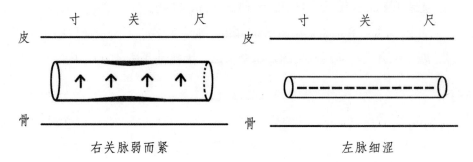

右关脉弱而紧　　　　　　　　　左脉细涩

图111　附子理中汤脉图

↑：脉气弱　　---：涩不畅

这是中焦虚弱兼寒，同时兼有瘀血的脉象。治疗用附子理中汤针对这个中焦的虚寒，用旋覆花汤加减针对瘀血。《金匮要略》："肝着，其人常欲蹈其胸上，先未苦时，但欲饮热，旋覆花汤主之。"具体处方如下：

桃仁 15g	红花 10g	当归 15g	柏子仁 15g
茜草 12g	旋覆花 10g	郁金 15g	干姜 15g
白术 15g	人参 6g	熟附子 15g	大黄 6g

茯苓 20g　　　香附 12g　　　川芎 12g　　　酒 50g

3 剂。

患者服药后反馈效果良好。

这个案例中，右关脉轻取得紧脉，按下去脉气比较弱，这就是典型的附子理中汤脉象。

九、四逆散脉

四逆散脉的要点就是气弦脉，是一个少阳结气日久伤津的脉象。

我们用案例来说明这个脉在临床中的应用。

患者，女性，23 岁。咽痒咳嗽 1 年余，平素心情容易紧张，没有其他不舒服。西药用遍了也没效果，做遍了相关检查也没有问题，吃中药效果也不好。虽然不是什么大不了的疾病，但是像个肺痨患者一样整天咳嗽不停，还是挺困扰人的。查腹部肌肉相当紧张，稍微碰触就会绷紧，左侧天枢穴、右侧外陵穴压痛明显。脉诊寸沉偏弦，双关脉偏大，双关气弦脉，按之觉得有顶手感，但是沉按到底的时候略微偏弱，脉象如图 112。

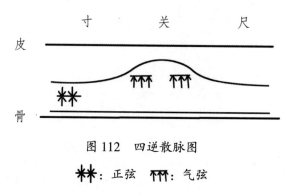

图 112　四逆散脉图

✳✳：正弦　ฅฅฅ：气弦

这种关脉独大且为气弦脉的脉象，就是典型的四逆散脉。患者的体征上，左侧天枢穴、右侧外陵穴压痛明显，这也是四逆散证的体征。这个四逆散证体征是刘保和老前辈总结的经验（详见《西溪书屋夜话录讲用与发挥》）。另外，腹部肌肉容易紧张绷紧，平时情绪容易紧张，做事着急，有事在心非要马上做好，这些都是四逆散的典型体征和症状。

那么处方就用四逆散加甘麦大枣汤。这个患者的脉象，除了典型的四逆散脉以外，还有寸脉的变化。寸沉偏弦，加之咽痒是水饮停，动荡而痒，加桂枝甘草汤配僵蚕，祛水饮止咽痒。处方如下：

柴胡 15g　　　枳壳 15g　　　白芍 20g　　　炙甘草 10g

桂枝 10g　　　僵蚕 8g　　　　生姜 12g　　　大枣 15g

浮小麦 20g

5 剂。

患者服药后，诉效果不明显。我考虑再三，用药思路整体来说应该是正确的，于是嘱患者加陈皮 10g，加强理气止咳，继续再吃。

后患者反馈加了陈皮以后，效果显著，咳嗽就好了，而后咳嗽也没有再复发。

十、血府逐瘀汤脉

血府逐瘀汤出自王清任的《医林改错》。王清任解说这个处方主治多种疾病，从胸闷、失眠、出汗到呃逆、头痛等，看起来没有什么规律可循，难以把握，但是如果从脉象上来看，就容易理解多了。

典型的血府逐瘀汤脉很容易掌握，就是关脉气弦如同四逆散脉，不同的是，除了关脉气弦，其余部位脉显得沉细涩，脉象如图113。

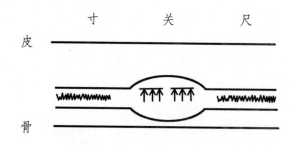

图 113　血府逐瘀汤脉图 1

〰〰：涩　　↑↑↑：气弦

这个脉象就是由四逆散脉进一步发展而来的。为什么这么说呢？四逆散证是气郁证，因为气郁结气的存在，管道压力增大，日久难免导致微循环处的血管出血，从而产生瘀血证。我们说郁久必瘀，就是这个道理。临床上，那些经常生闷气的女性，绝大部分都会有瘀血证的存在。

我们用病案来进一步说明。

患者，女性，30岁。主诉睡觉醒后觉得累，睡醒伴左侧肢体麻，症状经活动后减轻，伴有口干、经常胃胀、大便干结、小便黄。把脉右关脉气弦，左脉细涩偏沉，脉气整体偏弱，脉象如图114、图115。

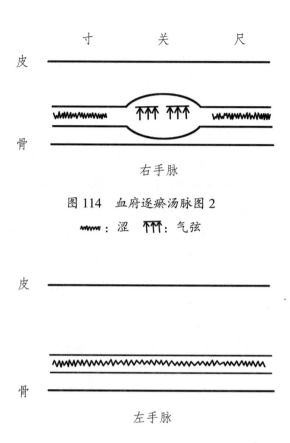

寸　　关　　尺

皮

骨

右手脉

图 114　血府逐瘀汤脉图 2

〰〰：涩　　个个个：气弦

皮

骨

左手脉

图 115　血府逐瘀汤脉图 3

〰〰：涩

　　症状结合脉象分析，就很清楚了。腹胀是中焦结气导致的，体现在右关脉的气弦脉上。睡醒觉得累是因为瘀血导致的，因为夜晚睡眠时候，气机运行于血分，血瘀严重，相当于机体一个晚上的气机运行阻力都很大，第二天睡醒当然就会觉得累。口干、便干、小便黄，都是血瘀导致的轻微的燥热证。这样就是相当典型的血府逐瘀汤证了。患者脉象上，左脉沉细涩而没有出现左关的气弦脉，是脉象掩盖的缘故，因为瘀血太重，将本该出现的左关的气弦脉掩盖掉了。治疗就用血府逐瘀汤加黄芪桂枝五物汤加减，处方如下：

| 当归 30g | 桃仁 15g | 茜草 10g | 旋覆花 6g |
| 泽兰 10g | 郁金 15g | 陈皮 15g | 柴胡 20g |

145

枳壳 15g	赤芍 15g	川芎 15g	红花 9g
炙甘草 6g	桂枝 12g	黄芪 20g	大枣 15g
生姜 15g	乳香 6g	没药 6g	

5剂。

患者服药后症状就逐渐减轻了。

如王清任所说，血府逐瘀汤临床应用范围很大。如果仅仅依靠症状，有时候很难判断。但是如果能把握住它的脉象特征，命中率就会大大提高，而且用对了往往会有出乎意料的效果。

曾有一个症状难以备述的女患者，根据脉象用血府逐瘀汤，患者不仅主诉症状大大减轻，还告诉我说原来动不动就浑身大汗的老毛病也跟着好了；还有的病人用了血府逐瘀汤，原来的失眠烦躁症状好了，吃着吃着，停了2年多的月经也恢复了……

十一、大柴胡汤脉

《伤寒论》："太阳病，过经十余日，反二三下之，后四五日，柴胡证仍在者，先与小柴胡。呕不止，心下急，郁郁微烦者，为未解也，与大柴胡汤，下之则愈。"

大柴胡汤由柴胡、黄芩、芍药、半夏、生姜、枳实、大枣、大黄组成。从组成来看，是四逆散合小柴胡汤去人参、甘草加大黄组成的一个处方。这个方的病机和血府逐瘀汤基本一致。后者是中焦的结气日久导致瘀血的产生；前者是中焦结气，导致痰热滞留。在临床应用的时候，如果我们抓住了大柴胡汤的这个基本病机，就能灵活地掌握和应用大柴胡汤了。

下面我们就用病案来阐述大柴胡汤脉的特征和临床应用。

病案一

患者，女，22岁。因"腹痛、腹泻一周"就诊。患者纳差，腹痛则泻，泻完痛止。舌质淡，舌苔白腻。诊脉双关脉独大，关脉轻取气弦，重按滑有力，脉象如图116。

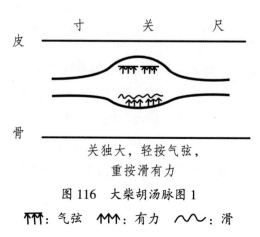

关独大，轻按气弦，
重按滑有力

图 116　大柴胡汤脉图 1

⼁⼁⼁：气弦　⼁⼁⼁：有力　〜：滑

结合舌脉，可知患者是中焦寒湿停留导致的腹痛腹泻，治疗就用大柴胡汤加减，处方如下：

葛根 30g　　　柴胡 12g　　　枳壳 15g　　　白芍 15g

炙甘草 10g　　苍术 12g　　　干姜 10g　　　半夏 12g

3剂。

因为患者是寒湿痰浊停留而不是痰热停留，故方中用苍术、干姜代替黄芩，整个处方仍然是大柴胡汤方义。患者次日反馈，喝药一剂，腹痛、腹泻就好了。

病案二

患者，男，38岁。患者有乙型肝炎及高血压病史。平素大便稀，余无特殊不适，只是要求调理一下身体。腹诊发现腹部肌肉接触容易紧张绷紧。舌胖淡白。双手脉偏沉，寸脉弱，关脉轻按气弦，重按滑，尺脉柔和，脉象如图117。

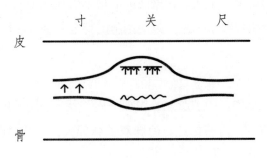

图 117　大柴胡汤脉图 2

↑：脉气弱　　ᛘᛘ：气弦　　〰〰：滑

这个脉象和案例一的脉象基本一致。患者气弦脉，腹部肌肉容易紧张绷紧，因而用四逆散加甘麦大枣汤；脉沉取滑，提示痰浊停留，因而用二陈汤化痰；用小量大黄加决明子缓攻滞留的痰浊；肝炎患者绝大部分都会存在血分的瘀滞从而导致血水交换障碍，因此加桃仁、茜草、当归活血，与二陈汤搭配，实有当归芍药散之意；寸脉弱，加黄芪、党参。处方如下：

柴胡 15g　　　枳壳 15g　　　白芍 15g　　　炙甘草 10g

浮小麦 25g	大枣 15g	半夏 12g	茯苓 15g
陈皮 12g	黄芪 20g	桃仁 15g	茜草 10g
当归 10g	桂枝 10g	大黄 3g	决明子 15g
干姜 10g	党参 15g		

5 剂。

患者服药后，大便排出白色脓样物较多，人觉得舒畅。

这个病案提示我们，对于平时无症状的较轻的肝炎患者，用四逆散加甘麦大枣汤加当归芍药散进行调理是个不错的思路。

病案三

患者，女，42 岁。因"小腹痛、小便细不畅、大便干燥"来就诊。双关脉偏大紧硬而偏实，双尺脉沉细涩，脉象如图 118。

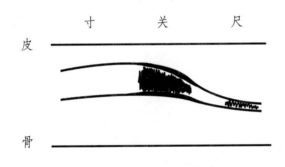

图 118　大柴胡汤脉图 3

■：实脉　　〜〜〜：涩

关脉紧硬实提示中焦有十分重的寒邪阻滞。寒饮结在中焦，水气不化，故而小便细而不畅。那么针对右关脉的紧硬，用干姜；针对左关脉的紧硬，用吴茱萸；双关脉紧实，是寒邪结聚严重，用升降散将其打开；实邪阻滞中焦，用大柴胡汤思路将邪气排出去，故而用四逆散加大黄；尺脉的细涩，提示血少血瘀兼有血热，故而大便干，用四物汤养血活血，加牡丹皮清热；小腹痛是饮盛血少血瘀的当归芍药散汤证。处方如下：

| 干姜 10g | 吴茱萸 8g | 大黄 6g | 姜黄 10g |
| 蝉蜕 8g | 僵蚕 10g | 柴胡 15g | 枳实 15g |

白芍 20g　　　当归 12g　　　生地黄 20g　　　川芎 12g

牡丹皮 12g　　茯苓 15g　　　白术 15g

10 剂。

患者服药至 5 剂的时候，就痊愈了。

由以上病案，我们就可以知道大柴胡汤脉的基本特征是双关脉独大，且轻按气弦，重按有实邪存在的证据（或滑或实）。而病案三，是因为寒实重，这紧硬的脉象将气弦脉掩盖掉了。我们在参考脉象应用大柴胡汤的时候，处方中的黄芩和半夏本为针对痰热，实际临床时要根据具体情况做出相应变化。

十二、苓桂术甘汤脉

《伤寒论》苓桂术甘汤条文："伤寒若吐、若下后，心下逆满，气上冲胸，起则头眩，脉沉紧，发汗则动经，身为振振摇者，茯苓桂枝白术甘草汤主之。"《金匮要略》中有："心下有痰饮，胸胁支满，目眩，茯苓桂枝白术甘草汤主之。"

从条文看，苓桂术甘汤主要是针对上焦痰饮，症状主要有胸胁满、头晕等，用于治疗水饮上逆导致的眩晕效果非常理想。但是，临床运用远远不止如此，但凡是上焦水饮都可以用到这个处方或者这个处方的变方。

这个苓桂术甘汤的基础脉象主要是在寸脉出现正弦脉，可以是偏浮，也可是偏沉，如图 119、图 120。

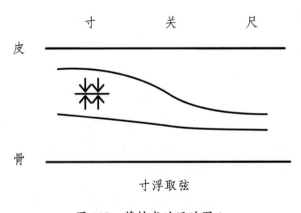

寸浮取弦

图 119　苓桂术甘汤脉图 1

※：正弦

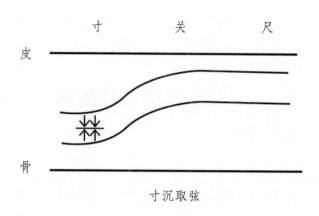

寸　　　关　　　尺

皮

骨

寸沉取弦

图 120　苓桂术甘汤脉图 2

艸：正弦

这两者有什么区别呢？

寸脉正弦偏浮，说明上焦水饮较浅，同时上焦气较盛，水饮不能深入。寸脉正弦而沉，说明上焦气弱，水饮内陷到较深位置。

下面我们用病案说明苓桂术甘汤脉在临床的应用。

失眠是临床比较多见的病症。我临床以来也实在碰到不少失眠的案例，有效果好的，也有效果不满意的。经过不断的实战锤炼，我发现疗效最终还是来自准确的辨证用药，尤其临证的时候，得把"失眠"这个名词忘了，把"心肾相交"这个概念忘了。有是证用是药，这样才能收到疗效。

下面我们看看案例。

患者，女性，38 岁。失眠梦多已有多年，容易惊醒，无心慌心跳，无口干口苦，月经量少有血块，二便正常，舌淡暗。自诉已经求诊于甚多名医大师，自己也觉得很是烦恼，甚至都有点没信心了。诊脉发现双寸沉弦有力，双尺脉沉细略涩，脉象如图121。

寸脉沉弦有力，为水饮内陷。尺脉的沉细涩，提示了血少血瘀的存在。我们以脉盛之处知道邪气的性质，以脉弱之处知道气血的情况。那么这就是一个水饮重而血少血瘀的病证。患者寸脉很可能存在强盛的弦脉将细涩脉掩盖掉的情况。心胸之处水饮过盛，血养不足，饮重则易惊，血瘀则多梦，这就是病机了。那么用苓桂术甘汤针对这在上焦的水饮，用血府逐瘀汤针对这血瘀血少，其中两者合用还有当归芍药散之意。具体处方如下：

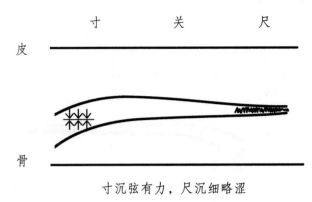

寸沉弦有力，尺沉细略涩

图 121　苓桂术甘汤脉图 3

✳✳✳：弦有力　〰〰〰：涩

茯苓 30g	白术 15g	桂枝 15g	炙甘草 8g
柴胡 15g	枳壳 15g	白芍 15g	桃仁 15g
红花 8g	当归 12g	川芎 12g	赤芍 12g
桔梗 8g	川牛膝 15g		

5 剂。

约一周后患者复诊，诉睡眠有好转，但微烦，脉诊寸脉仍沉弦有力，关偏弦，尺沉细涩。寸脉有力，人有微烦，可能会有一些微微的郁热在里，用麻黄加石膏透发；另外加香附、乌药加强理气；加五灵脂、牡丹皮加强祛瘀。对于寸弦有力而烦的患者，我个人喜欢加少量的麻黄、石膏配合四逆散透发郁热。具体处方如下：

茯苓 30g	白术 15g	桂枝 15g	炙甘草 8g
柴胡 15g	枳壳 15g	白芍 15g	桃仁 15g
红花 8g	当归 12g	川芎 12g	赤芍 12g
桔梗 8g	川牛膝 15g	麻黄 5g	石膏 15g
香附子 10g	乌药 10g	牡丹皮 10g	五灵脂 5g

5 剂。

一周后复诊，患者睡眠状况继续好转，诊脉寸沉正弦而关尺沉细涩，脉象如图122。关脉由弦转沉细涩，考虑是处方中四逆散加麻黄、石膏将郁气、郁热祛除的原因。

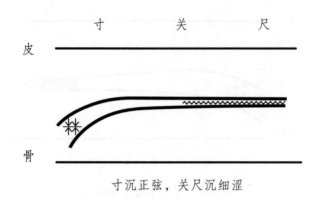

寸沉正弦，关尺沉细涩

图 122　苓桂术甘汤脉图 4

米：正弦　〜〜〜：涩

那么治疗上，针对脉象的细涩不畅加当归四逆汤，方如下：

茯苓 30g	白术 15g	桂枝 15g	炙甘草 8g
柴胡 15g	枳壳 15g	白芍 15g	桃仁 15g
红花 8g	当归 12g	川芎 12g	赤芍 12g
桔梗 8g	川牛膝 15g	细辛 6g	通草 6g
大枣 15g	生姜 15g		

5 剂。

患者这次服药后，睡眠就完全没有问题了，而后要求调理月经过少。患者吃了一段时间药，可能是有点怕吃药了，心里急得很，一直要求要早点调好月经过少，早点见效。我自己也是被催得急，在用药中，针对其少腹软无力直接用了桂附地黄丸，结果反而导致患者胃肠积聚不适。后面患者也怕了吃药，就没再调理了。

现在反思，我觉得临床不能跟着患者着急，当时还是应当继续用苓桂术甘汤、血府逐瘀汤、当归四逆汤为主，逐渐增加补气血的药物，可能这样稳妥的逐步的治疗，才能最快的达到效果。

本案这个顽固的失眠之所以能够取得疗效，是因为把握了苓桂术甘汤的脉象特征，而没有被"失眠"这个症状禁锢住，没有陷入治疗失眠的常用套路中。

十三、真武汤脉

《伤寒论》："太阳病发汗，汗出不解，其人仍发热，心下悸，头眩，身动，振振欲擗地者，真武汤主之。""少阴病，二三日不已，至四五日，腹痛，小便不利，四肢沉重疼痛，自下利者，此为有水气。其人或咳，或小便利，或下利，或呕者，真武汤主之。"

真武汤在临床上是治疗水气证的一个重要的方子。相对于苓桂术甘汤而言，后者主要针对上焦的水饮，而真武汤主要针对下焦的水饮。

真武汤脉也是十分的容易掌握，就是尺脉正弦。

我们用病案来说明一下。

患者，男性，43 岁。因"倒吸白痰伴鼻塞、头胀反复"就诊。患者平素大便偏稀，怕热，容易出汗。舌根苔厚而白。双手脉均寸脉沉而弱，关尺脉正弦，脉象如图 123。

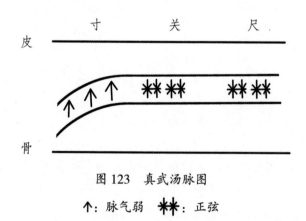

图 123　真武汤脉图

↑：脉气弱　✻✻：正弦

从症状来看，这是一个水饮温化无力的病证，结合关尺脉正弦以及舌根苔白厚，可知水饮主要在下焦。因此，针对下焦水饮用真武汤，针对寸脉的沉弱用桂枝汤加黄芪。具体处方如下：

黄芪 60g	桂枝 30g	白芍 30g	大枣 20g
生姜 20g	炙甘草 15g	茯苓 30g	白术 30g
熟附子 36g	干姜 30g	泽泻 36g	小茴香 15g
杜仲 20g	狗脊 20g	桑寄生 20g	

5 剂。

患者服药后反馈头胀、鼻塞、白痰倒流明显好转，其他各症也有所减轻。

这个处方中，桂枝汤加黄芪合真武汤的搭配思路在临床上有很多的应用机会，可以说这个证代表了一个类型的体质，主要见于那些经常坐办公室、经常熬夜加班的人。因为久坐不动加上办公室长年空调环境，导致水饮沉留在下焦，而经常加班熬夜劳累又耗伤中气，久而久之，就形成了这种下焦寒饮、上焦气虚的体质。

十四、五积散脉

五积散出自宋朝《太平惠民和剂局方》，处方组成：白芷、川芎、炙甘草、茯苓、当归、肉桂、芍药、半夏、陈皮、枳壳、麻黄、苍术、干姜、桔梗、厚朴。

记忆方歌：

五积散将五积医，二陈平胃痰食祛。

三物桔枳调气机，麻桂姜芷温表里。

从药物组成来看，五积散主要针对外有风寒、内有痰浊积聚证。我在临床上应用五积散，主要依据是脉象特征，用得多了以后，发现这个方在调理妇女月经，尤其是多囊卵巢综合征患者的闭经时使用机会比较大，也许，这也提示多囊卵巢综合征的一个病机：痰饮为外寒所系，以致气血运行障碍，不能正常下行化为经血。

我们用病案来说明五积散脉的特点。

患者经朋友介绍来调理备孕二胎。患者，女，45 岁。月经血块多，小腹冷，月经周期正常，妇科 B 超检查无异常。平素出汗少，咽喉有气顶感，咽喉经常有痰。脉偏沉，寸关脉紧，重按滑，尺脉偏实，重按涩，脉象如图 124。

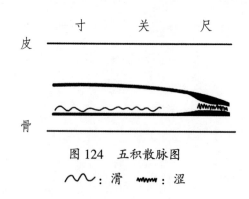

图 124　五积散脉图

〜〜：滑　〰〰〰：涩

脉的紧，结合患者平素出汗少，说明风寒证存在。寸关脉沉滑是痰浊停留的证据，由此选用五积散为主方。尺脉偏实，"实脉"属于紧脉范畴，"实脉"为"紧脉"之甚，脉偏实重按涩，提示了寒重兼瘀血，出现在尺脉的话，用桃核承气汤就是不二之选了，更何况桃核承气汤同时还能增强五积散排痰浊的力量。具体处方如下：

黄芪 30g	麻黄 10g	半夏 12g	陈皮 10g
茯苓 15g	苍术 10g	当归 12g	川芎 12g
赤芍 12g	桔梗 12g	枳实 12g	桂枝 10g
干姜 10g	白芷 10g	桃仁 15g	大黄 10g
芒硝 10g（冲）	炙甘草 10g		

5 剂。

复诊时，患者出汗少改善，咽喉气顶有痰症状消失，腹诊发现双侧冲门压痛明显且向下有牵拉感，据此，使用胶艾汤。

1 周后患者复诊，冲门压痛且向下牵拉的体征消失，根据患者平素小腹冷予温经汤调理善后。

这个患者的治疗节奏之所以能这么顺利地推进，得益于一开始使用五积散将表气打开，将痰浊祛除的缘故。这也是我调理备孕以及治疗多囊卵巢综合征闭经患者经常使用的一个套路了。这个套路的关键就是五积散脉。如图125、图126，五积散脉的特征是脉象整体紧，且按之滑；或者脉象整体紧，沉取滑。若脉象整体紧、沉取滑，这个时候就要配合承气汤类方，就像本案病例一样。

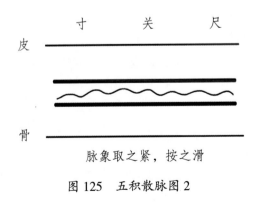

脉象取之紧，按之滑

图 125　五积散脉图 2

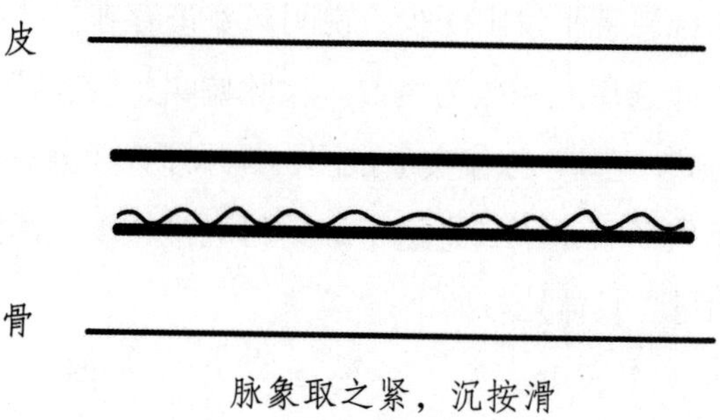

皮

骨

脉象取之紧，沉按滑

图 126　五积散脉图 3

十五、肾气丸脉

肾气丸在《伤寒论》《金匮要略》的条文有："虚劳腰痛，少腹拘急，小便不利者，八味肾气丸主之。""男子消渴，小便反多，以饮一斗，小便一斗，肾气丸主之。""问曰：妇人病，饮食如故，烦热不得卧而反倚息者，何也？师曰：此名转胞，不得溺也。以胞系了戾，故致此病。但利小便则愈，宜肾气丸主之。"肾气丸脉是我个人经过长期摸索，思考总结，最终通过临床实践反复验证而得的。

我们用病案来说明。

病案一：

患者，女性，26岁。因"右下腹胀痛反复发作"来诊。患者每次月经过后疼痛发作，平时经常腰酸痛，白带多，浑浊如米汤，二便正常。脉象弦亢，尺脉沉而细，脉象如图127。

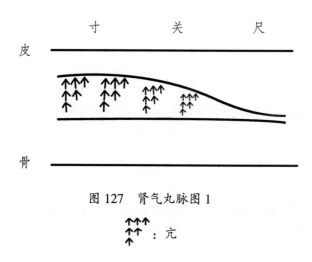

图 127　肾气丸脉图 1

↑↑↑
↑↑↑：亢
　↑

当时处方没有多想，根据脉象弦亢为血燥之亢，尺脉细也是津血少的证明，因此选用了肾气丸；针对白带多，加上当归芍药散；因其痛性质为胀痛，参考天台乌药散思路加了些理气药。处方如下：

肉桂 6g	熟附子 8g	川牛膝 15g	茯苓 12g
牡丹皮 12g	泽泻 12g	熟地黄 20g	怀山药 20g
山茱萸 15g	乌药 10g	木香 15g	橘核 8g
当归 15g	白芍 15g	川芎 12g	白术 15g

5 剂。

当时处方用的是熟地黄，现在才明白，应该用生地黄。

患者服药之后，小腹胀痛马上就好了，腰也不酸痛，白带也明显好转。患者跟我说好神奇，我自己也觉得疗效出乎意料。

现在回过头来分析这个案例，腰酸和月经后右下部胀痛，都是下焦津血少导致的，白带多是因为津血少产生燥结，导致水血交换障碍引起的。治疗的话用肾气丸加当归芍药散真是绝佳搭配了，之后我用这个处方搭配治疗腰酸、白带多的病案，都取得满意疗效。

这类病案的疗效也反过来证明了弦亢脉的产生机理之一是下焦的血燥而产生的虚亢，而弦亢脉的针对性处方就是肾气丸。既然是针对血燥，处方中就应该是用生地黄而不是熟地黄。

虚亢证日久，有的会变化为虚亢伴有血热血瘀，这时候就要先清热化瘀，具体可参见虚亢兼血热脉案（P56）。

病例二：

患者，男，4 岁。因"咳嗽反复约 2 年"就诊。曾经中西医各种治疗，效果均不明显。患者走路快或者上楼梯的时候咳嗽明显加重，大便 4 天一次，略干，余无不适。舌淡胖少华而水滑。双手脉弦直长，由寸贯尺，脉象如图 128。

这种脉象真的就像如一条绷紧的琴弦一般，直上直下，缺乏寸、关、尺之间的波动感和力量差别。这种脉象在临床也时不时可以见到，曾令我一度非常的困惑。经过反复临床实践和思考总结，我认为这种脉象是因为下焦血燥与寒饮并存而冲逆导致的，治疗用肾气丸为主方。根据脉象，处方就选用肾气丸为主，辅以小青龙汤化寒饮的思路。处方如下：

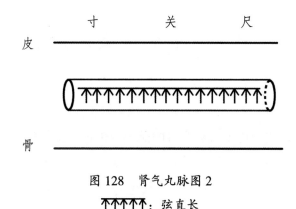

图 128　肾气丸脉图 2

↑↑↑↑↑↑：弦直长

茯苓 15g	泽泻 10g	牡丹皮 10g	细辛 3g
山茱萸 12g	熟地黄 15g	淮山药 15g	干姜 6g
肉桂 3g	熟附子 6g	五味子 6g	半夏 6g
黄芪 15g	白术 15g		

3 剂。

患者服药后症状明显好转，继续服药至痊愈。

小孩子的这种咳嗽、胸闷也是时有可见的。我还曾治疗过一个 7 岁的女孩，胸部有闷顶不舒服的感觉，时时深吸气，伴有口水上逆，脉象也是弦直长。开始我用苓桂术甘汤无效，加入小青龙汤也无效，再加补中气思路也无效，最终用肾气丸加吴茱萸汤合苓甘五味姜辛夏汤取得疗效。

我还治疗过一个老人突然耳鸣发作，伴头面发热，因无法面诊，根据症状，认为是血燥饮盛、燥兼饮上冲，用苓桂五味甘草汤加肾气丸，症状很快就消失了。

当然，燥兼饮是临床上常见的一大类证型，其变化多端，有时候即使做出了正确的判断，也很难选择处方。而肾气丸的脉象特征是相对稳定的，根据脉象来做出判断，有助于临床处方准确性的提高。

十六、承气汤类方脉

在临床中，我使用承气汤类方的最主要依据是出现沉滑脉。临床实践证明，在出现沉滑脉的情况下使用承气汤类方加减，无论是何种病证，效果都十分可靠。当然，这并不等于承气汤类方的使用要局限于沉滑脉。

我们来看看病案。

患者，女，27岁。因"月经后期"前来就诊，否认怀孕可能。患者心情烦躁，小便黄涩痛，膝盖酸痛。舌水滑舌尖红。双关脉沉滑，双尺脉细弦，脉象如图129。

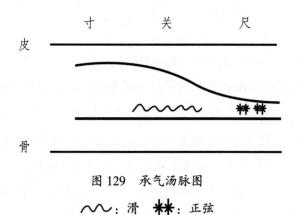

图 129　承气汤脉图

〰〰：滑　 ✳✳：正弦

对于这种类型的脉象，双关脉的沉滑，提示中焦的积聚较深，必然需要用承气汤类方去清除。尺脉的沉弦细，提示了水饮停留和津血不足，需要用温化的方法。那么这样一来，桃核承气汤就是理所当然的选择了。

另外，即使抛开脉象，单从症状来看，月经后期、烦躁、小便黄涩痛，是明确的血结并血燥证，从这个角度看，也是桃核承气汤证。我在临床上，凡是见到月经后期伴有心情烦躁的，只要脉象没有大的偏差，都会考虑使用桃核承气汤。这个经验是从曹颖甫的《经方实验录》中学来的。其主要依据来源于《伤寒论》条文："太阳病不解，热结膀胱，其人如狂，血自下，下者愈。其外不解者，尚未可攻，当先解外；外解已，但少腹急结者，乃可攻之，宜桃仁承气汤。"因此处方就以桃核承气汤为主。因为沉滑脉同时出现在双关脉，难以排除双关气弦脉被掩盖的情况，所以加上四逆散，组成大柴胡汤方义。因为患者伴有突发的膝盖痛，加麻杏苡甘汤。血结燥热波及膀胱，故加上鬼针草清除尿路的水热。处方如下：

桂枝 5g	桃仁 15g	大黄 12g	芒硝 15g
茯苓 15g	炙甘草 10g	鬼针草 20g	柴胡 15g
枳壳 15g	白芍 15g	鸡矢藤 30g	麻黄 5g
杏仁 15g	薏米 30g		

5 剂。

患者服药后，很快月经就来潮了，并且膝盖也不痛了。

下焦血结成阳明燥热引起的膀胱蓄血证，有时候时间长了，就会导致小便异常，严重时膀胱蓄血和膀胱蓄水证就会同时出现。两证同时出现常常见于一些老年患者，证见腰痛、大便难、小便点滴涩痛。我以前没有经验的时候，处理没有章法，后来想清楚了这个病机，现在，面对这种情况，我的套路就是先用桃核承气汤加五苓散，往往就会二便通畅、腰痛减轻，随后即用肾气丸为主调理，这样效果都还可以。

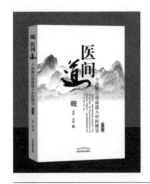

医间道
——十站旅行带你进入中医殿堂（第二版）

内容简介

　　本书为学习中医的入门助学读物，适合有一定基础的初学者和中医爱好者使用。作者将学习中医的过程分解为十站旅行，按照中医基础、中药、药方、病机、治法、医理、临床、医案的顺序介绍了中医药知识。

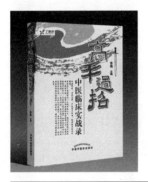

高手过招
——中医临床实战录

内容简介

　　本书由丁香园中医讨论版"高手过招"系列专帖整理而成，实录了多位活跃在临床一线的基层中医师对部分常见病的认识和治疗心得，以及针对这些常见病进行讨论和争鸣的过程。

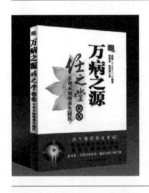

万病之源
——任之堂解说不可不知的养生误区

内容简介

　　本书细数了当代中国大众中普遍存在的错误健康观念和养生保健误区，指出这些观念和误区才是导致现代人疾病丛生的万病之源。作者记录了在任之堂跟师行医过程中的所见所闻，讲述了人们因为错误的健康观念而生病、为疾病所苦的真实故事。

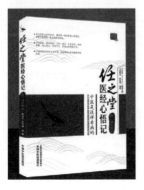

任之堂医经心悟记
——医门话头参究

内容简介

　　本书围绕选自医经典籍中的名言名句即所谓医门话头，通过任之堂师徒参究、琢磨这些被临证者奉为圭臬的经典医理知识的过程，说明学习中医就要不断体悟领会医经典籍中的理论知识，将经典内化为自己的认识，只有这样才能在临证时应用得得心应手，从而解决临床变化多端的疾病和问题。

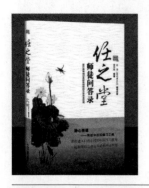

任之堂师徒问答录

内容简介

　　本书是在任之堂学习中医的弟子的跟师心悟，记录了任之堂师徒的临床实践与思辨，以期读者能够分享任之堂师徒在中医临床实践中新的思考、收获和认识。

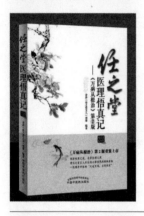

任之堂医理悟真记
《万病从根治》第2版

内容简介

　　作者细心观察生活中发生的件件小事，从中感悟出诊断治病和养生的方法，仿佛打开了一扇大门，让我们窥见了人与天道相应的奥秘。作者通过体悟与思辨，把看似再简单不过的常理运用到医学中来，不断提高自身的悟性，站在道的角度来认识疾病，研究疾病，寻求解决方案，感受中医的"大道至简"，提升自己的医疗水平。

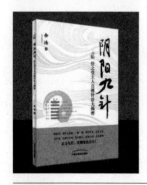

阴阳九针
——任之堂主人自创针法大揭密

内容简介

　　本书主要介绍了任之堂主人余浩自创的针法——阴阳九针。该针法是将全息理论、中医理论、道家修行法门结合起来，借用人体的大拇指来疏通人体的冲脉、督脉、任脉，运用奇经八脉中的先天之气，来治疗人体诸多疾病。扎针部位多在大拇指，不伤及脏腑，非常安全。

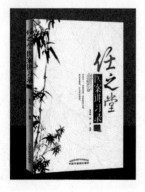

任之堂医案讲习录

内容简介

　　本书是对任之堂主人余浩日常诊治的部分病案的整理。全书分为七讲，主要对腰腿痛、失眠、皮肤痒疹、怕冷、脾胃疾病、眼睛干痛等的诊治进行了详细的剖析和总结。